英語「腸道」的意思。

Bowel diet

||

一種透過溫養腸道，
以達到健康瘦更美麗的整腸瘦身法。

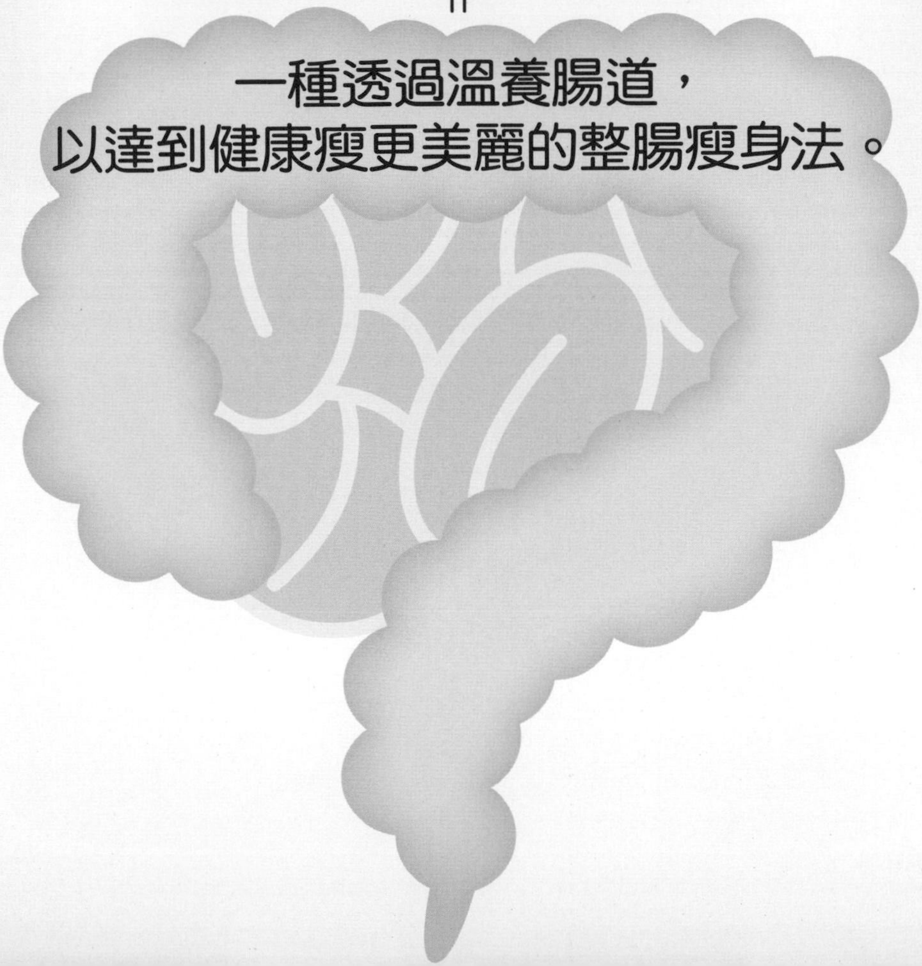

腸道著涼了！

由於現代人整天久居室內辦公，普遍缺乏運動且長期錯誤的飲食習慣，腸道一整年都處於受寒的狀態。俗話說百病起於寒！說不定您的各種身體不適，有可能是因腸道受寒所引起的……。

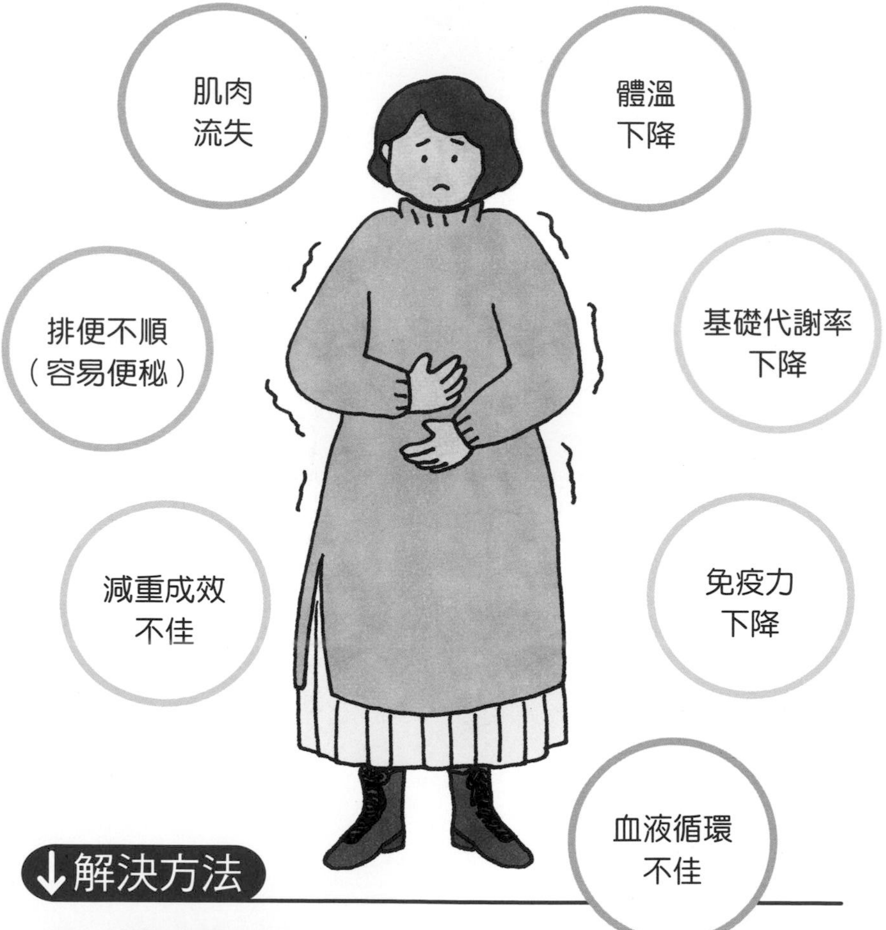

↓解決方法

溫養腸道！

腸道受寒✓自我檢測！

「畏寒體質」之中存在著一種「隱性虛寒體質」，其主要症狀為內臟各個器官，尤其是腸道冰冷，不容易感到「手腳冰冷」、「不喜歡吹冷氣」。首先，請先自我檢測看看，你的生活習慣是否引起了腸道受寒！

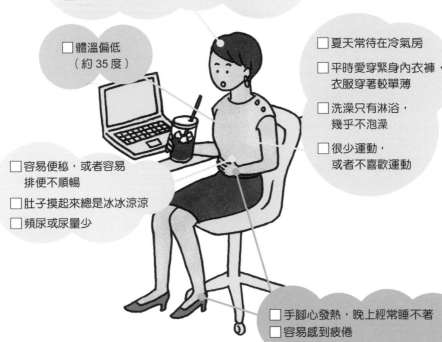

- □每日攝取約 2000 毫升的水分
- □平時嗜吃冷飲，酒類偏愛啤酒或調酒
- □正在施行減醣飲食
- □不懂何謂溫熱性食物、寒涼性食物

- □體溫偏低（約 35 度）

- □夏天常待在冷氣房
- □平時愛穿緊身內衣褲，衣服穿著較單薄
- □洗澡只有淋浴，幾乎不泡澡
- □很少運動，或者不喜歡運動

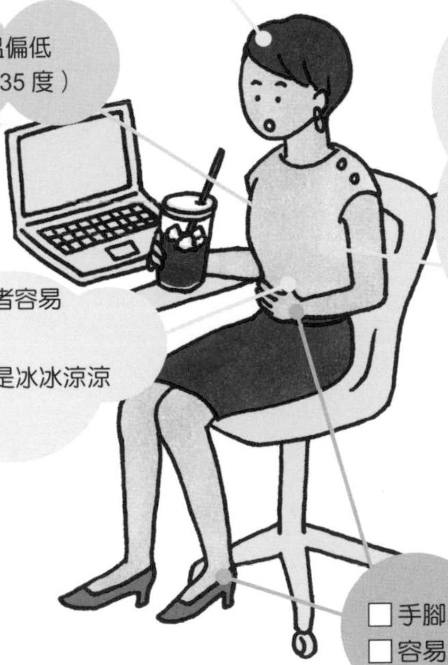

- □容易便秘，或者容易排便不順暢
- □肚子摸起來總是冰冰涼涼
- □頻尿或尿量少

- □手腳心發熱，晚上經常睡不著
- □容易感到疲倦

↓解決方法

立即動身開始整腸瘦身法!!

暖腸健康飲食

食物依其屬性有分「溫熱性食物」和「寒涼性食物」（詳見 46 頁）。平時需留意多攝取「溫熱性食物」，少喝一些冰涼的飲品。建議可以嘗試只在早上或只在週末施行輕斷食。

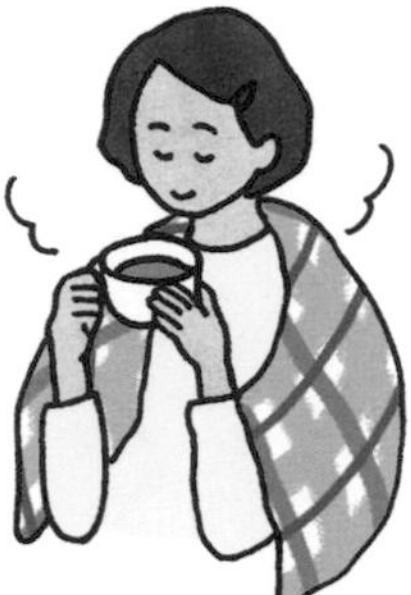

由於受到預防中暑和美容趨勢都在提倡多喝水的影響，有些人每天都會攝取約２０００毫升的水分。可是攝取過量的水分反而會讓腸道受寒，所以如果感到口渴，建議可以少量分次喝一些溫熱的飲品。（詳見28頁）

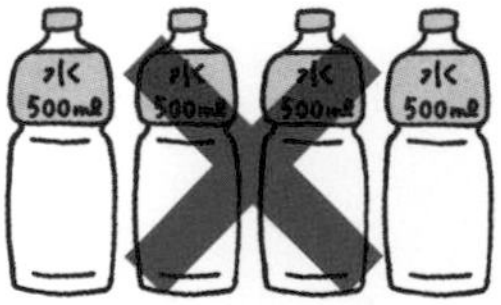

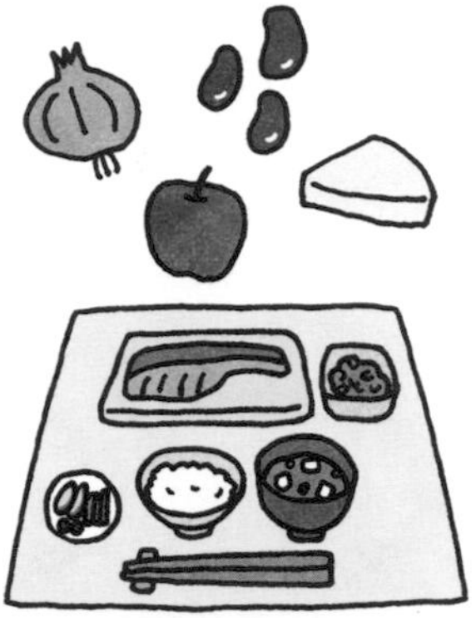

推薦食用「溫熱性食物」較多的中式及和食料理。（詳見 52 頁）
一般適合減重的「生菜沙拉」、「綠果昔（green Smoothie）」容易造成身體的虛寒，故不推薦。

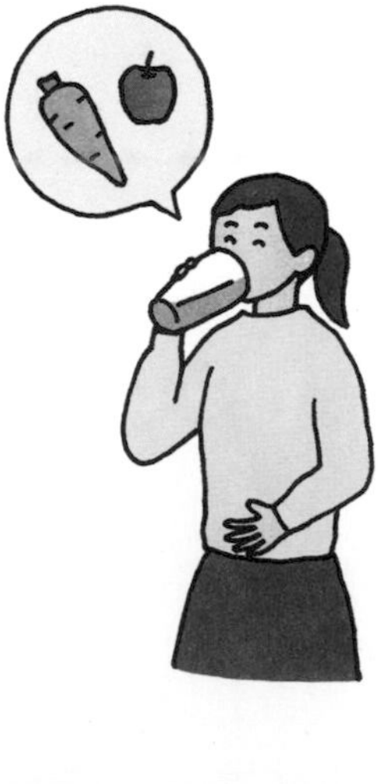

為了讓腸道適時休息，推薦可以只在早上或只在週末施行輕斷食。如果覺得難受，可以喝點紅蘿蔔蘋果汁充飢。（詳見98頁）

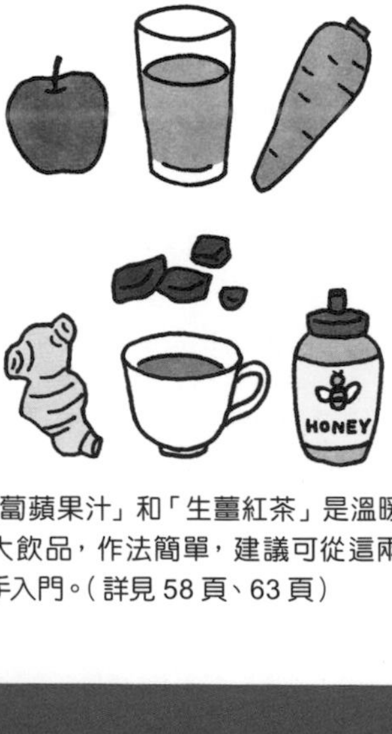

「紅蘿蔔蘋果汁」和「生薑紅茶」是溫暖腸道的兩大飲品，作法簡單，建議可從這兩道飲品著手入門。（詳見 58 頁、63 頁）

擺脫「隱性虛寒體質」

意識到自己屬於「隱性虛寒體質」的人最好重新檢視現在的生活習慣。過於單薄和緊身的衣物都是大忌，「肚圍」是虛寒體質不可缺少的單品，腹部按摩和使用暖暖包亦有助於改善體質。

其實許多人嘴上說怕熱，實際上卻是腹部冰冷的隱性虛寒體質。請一年365天、每天24小時都穿戴「肚圍」來溫暖腸胃吧。（詳見74頁）

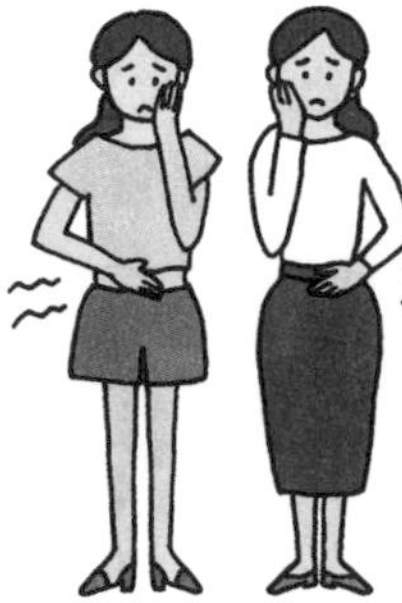

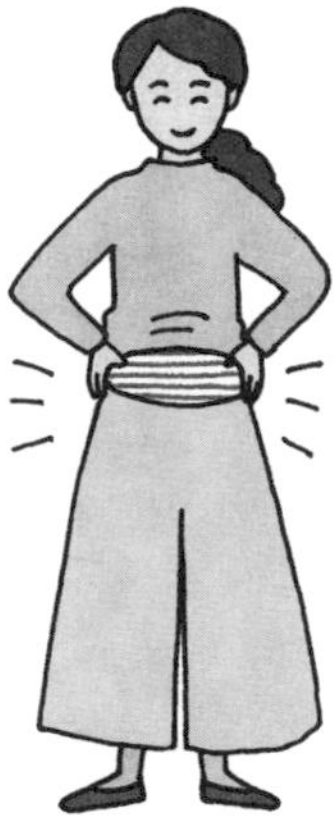

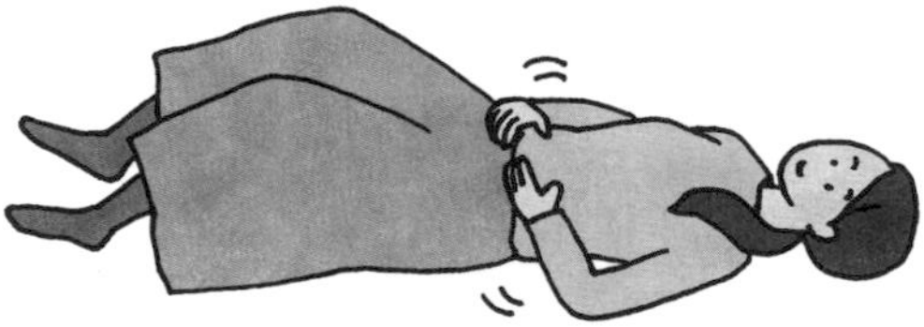

建議可透過按摩腸道和按壓腹部穴位，以活絡器官功能。在腹部貼上暖暖包也能有效舒緩體寒。（詳見 76 頁）

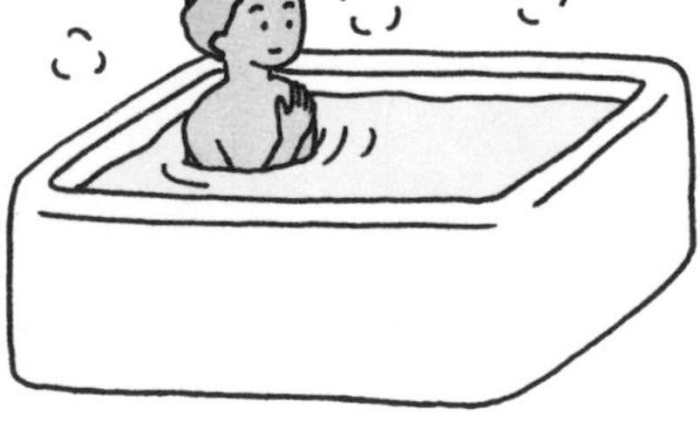

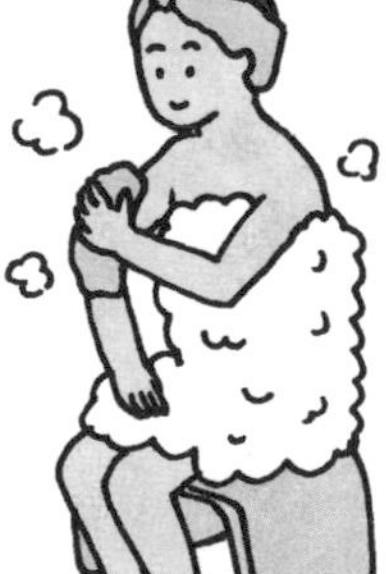

有些人因為「嫌熱」、「怕麻煩」所以洗澡喜歡淋浴不愛泡澡，但僅僅只有淋浴並不能有效地溫暖身體的核心（腸道）。為此本書介紹有暖身效果顯著的「3・3・3 沐浴法」。（詳見 90 頁）

輕運動新提案

本書提供在日常生活中，隨時隨地都可以輕鬆完成的輕運動菜單。缺乏運動的讀者能藉此改善虛冷，提升新陳代謝並打造易瘦體質。

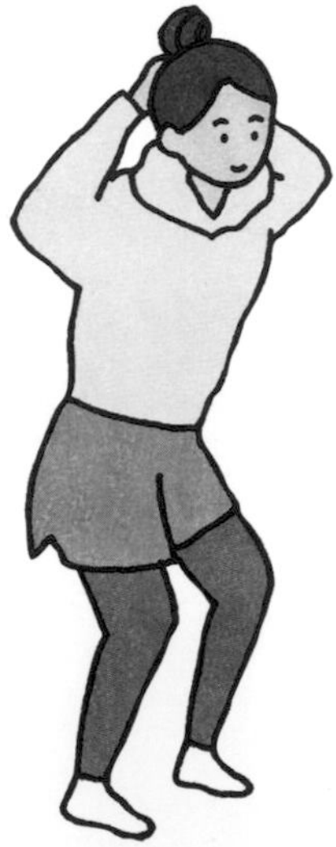

最推薦的運動是「深蹲」。執行上不需要太多空間，也不需要任何器材便可以立即進行操作。逐漸增加次數並養成運動習慣吧。（詳見 110 頁）

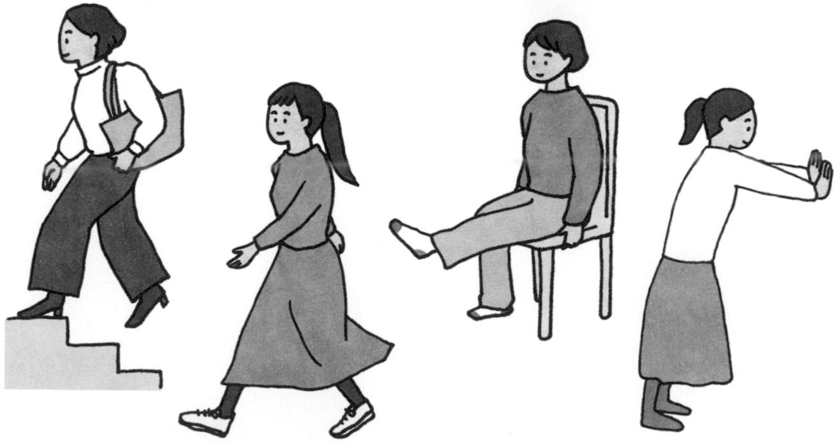

養成運動習慣的關鍵是將其與你的生活方式進行結合。即使是不擅長運動或時間有限的人，亦能利用通勤通學、看電視、準備飯菜，或者洗澡前的瑣碎時間做些運動。（詳見 104 頁）

溫養腸道的健康　美容功效

溫暖腸道能促進良好的血液循環，並強化消化功能，從而增加肌肉量，提高體溫和基礎代謝率。除此之外，還有其他助於健康美麗之功效。

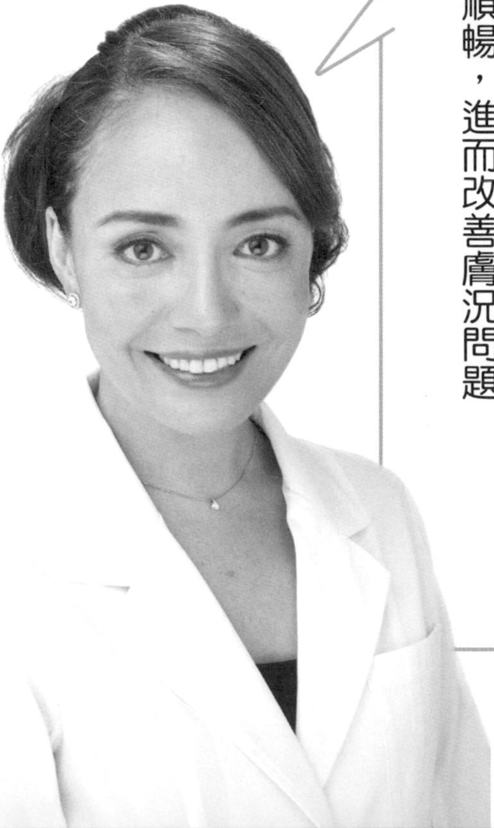

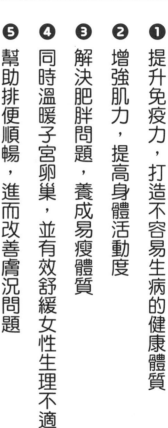

❶ 提升免疫力，打造不容易生病的健康體質

❷ 增強肌力，提高身體活動度

❸ 解決肥胖問題，養成易瘦體質

❹ 同時溫暖子宮卵巢，並有效舒緩女性生理不適

❺ 幫助排便順暢，進而改善膚況問題

腸道是影響人體健康的重要器官

近年來，針對腸道的研究進展迅速，人們逐漸清楚腸道在整個身體中的重要作用。藉由調整體內的「腸道菌群」（詳見 34 頁）和溫養腸道的生活習慣，來維持良好的身心健康狀態吧。

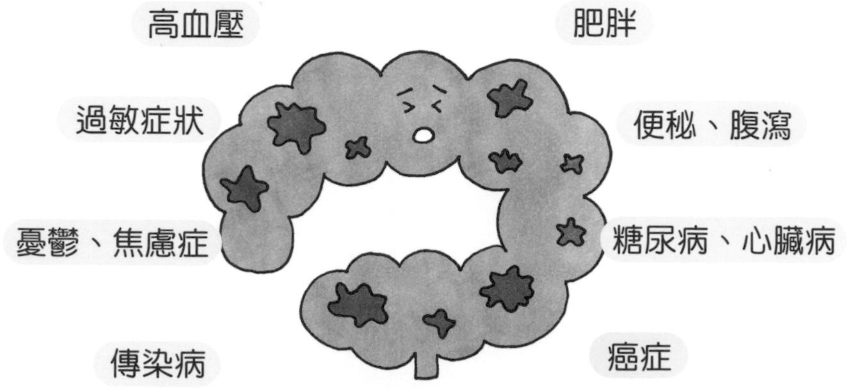

養好體內腸道菌群，若腸道健康

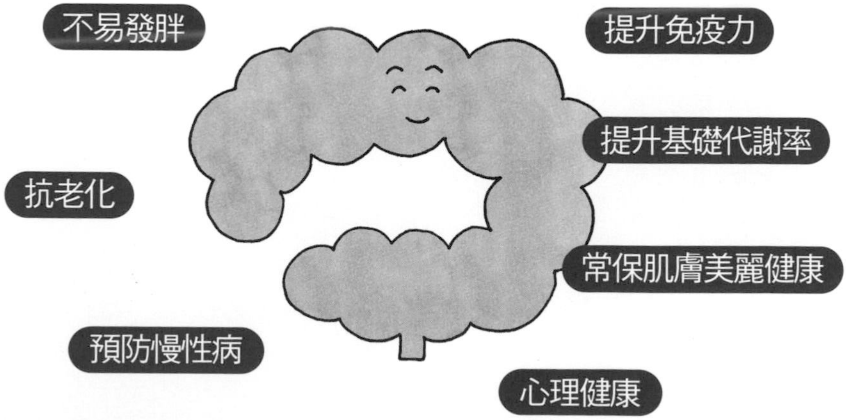

前言

「Bowel Diet」——這可能是一個有點陌生的詞彙。「bowel」意為「腸」。在本書中，我們將介紹如何由內而外，溫暖在東方醫學中代表身體核心的「腹部（主要為腸道）」，並在身心健康的前提下，又該如何打造健康的體態。

近年來，針對腸道的研究有飛躍性的進步，很多人都知道，腸道不僅僅只是一個消化器官，更是對大腦、心臟和免疫力有著偌大影響力，對於身體健康可謂是至關重要。

新冠病毒疫情導致全球劇烈變動，同時亦給我們每個人的生活帶來了翻天覆地的變化。相信很多人已經重新認知到健康的重要性。由於缺乏運動和壓力，越來越多的人因此「新冠胖」。

自己的身體應該由自己來掌控。溫養腸道不僅僅是減重瘦身的捷徑，亦是保護身體免受疾病和傳染病侵襲，獲得真正健康的一種途徑。

石原新菜

2021年3月

整腸瘦身法 目錄

序章 為什麼現在要整腸瘦身？

第1章 溫養腸道的健康飲食

第2章 溫養腸道的良好生活習慣！

第3章 溫養腸道的整腸運動

附錄 溫熱性食物食譜

序章

為什麼現在需要整腸瘦身？

●溫養腸道正是最強的瘦身法

●體溫每上升1度，一日可多消耗180大卡熱量！

●要關注的不是攝取的熱量，而是**虛冷**

●**腸道虛冷**會引起代謝降低，是減重失敗的主要元兇

目標應放在提升基礎代謝率

人即使躺著不做任何事情也會消耗能量，此時被消耗的最低能量代謝，即稱之為「基礎代謝」。

例如，當人體體溫每下降1度時，基礎代謝率將下降約13%至15%，於是身體燃燒糖和脂肪的效率就跟著下降了。

換句話說，一個人是否容易瘦下來，便取決於基礎代謝的高低。

順道一提，當體溫升高時人體免疫力也會得到顯著的提升。

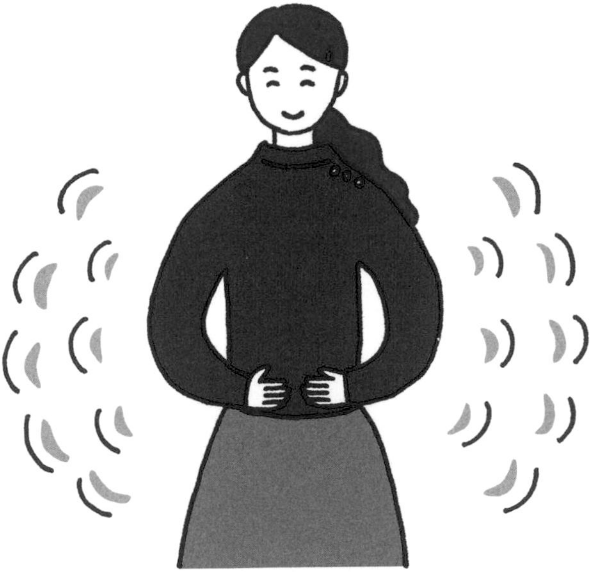

什麼也沒做
一日可被消耗的熱量
就增加了180大卡！

←

●體溫 35 度：基礎代謝率 1200 大卡
●體溫 36 度：基礎代謝率 1380 大卡

解決腸道虛冷是減重的捷徑

在中醫概念裡，腹部的漢字寫作「御中」，代表身體的正中心。人體腹腔裡有很多器官，同時亦有非常多的血管。

人體所需的營養成分經腸道消化吸收後，會經由血液循環運送至全身，腸道進而從血液中獲取養分。意思也就是說，腸道功能越好，血液循環便越好，反之血液循環越好，腸道功能則越好。

藉由從外部和內部雙管齊下來溫暖腸道，可以促進血液的流動，達到改善全身的血液循環，也提升人體代謝功能的效果。

為了能夠更有效地達到減重效果，首先必須要留意腸道的保暖。

「隱性虛寒體質」正在增加！

●「怕熱的人」也可能是「虛寒體質」？
●重要的是找出隱性虛寒體質（內臟型、水腫型）
●首要是認識自己屬於何種類型

其實虛寒體質也分為很多類型

「一整年都覺得冷」、「雙腳冰冷晚上總是睡不好」、「經常手冷」等，如果是平時便自覺就有上述症狀的人，便有辦法判斷自己是否屬於虛寒體質。

然而，也有一些人看似與體寒摸不著邊，實質上卻是虛寒體質，其特徵如有「手腳心發熱，晚上經常睡不著」、「怕熱所以洗澡只有淋浴」等。其中甚至有些「隱性虛寒體質」的人會身著單薄，在涼爽的房間裡大口大口地喝著冷飲。

萬萬不可粗心大意。認為自己不是虛寒體質的人，也請試著把手放到肚子上摸摸看。是不是感覺有點涼涼的呢？

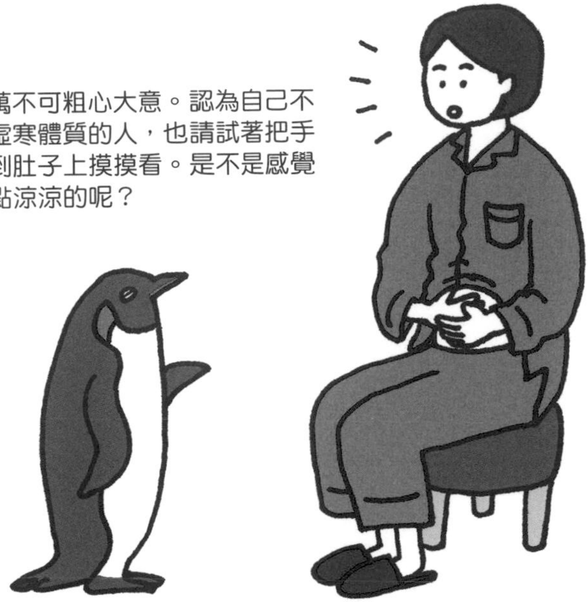

下一頁來看看你屬於何種類型！

你真的沒問題嗎？一起來檢測看看吧

虛寒體質可以分為下述幾種不同類型：自己很好辨識為體寒的「全身冷型」與雙手指尖冰冷的「末梢冷型」。除此之外，還有被體溫欺騙的「上熱下寒型」，乍看之下難以辨別的「內臟型」、「水腫型」，以及「壓力型」。

次頁提供有一份自我檢測表，讓我們一起先來確認看看你是否受寒了，還有屬於何種類型的虛寒體質吧。

虛寒體質類型自我檢測表

全身冷型

□一整年都覺得冷得不行

□夜間頻尿且無法熟睡

□體力差、容易疲倦

□肌膚乾燥、頭髮毛躁

□不喜歡待在冷氣房、不喜歡冷飲

□不擅運動、堅持不久

內臟型

□手腳心發熱睡不好

□容易疲倦、經常感冒

□感到皮膚搔癢

□喜歡的待在冷氣房、愛喝冷飲

□相較之下穿著單薄

□因怕熱無法泡澡太久

水腫型

□睡眠時間經常少於5小時

□沒怎麼活動身體卻滿身大汗

□一日攝取1000毫升以上的水分

□小腹微凸

□臉部、手腳水腫，且感到手指間腫脹或僵硬

□夏天仍感到寒冷，容易疲倦

壓力型

□□感到很累卻無法入睡
□工作時常久坐辦公桌
□無法長時間集中注意力，常感到心思不定
□認真嚴謹，做事一絲不苟
□喘不過氣，無法正常吐氣
□過晚就寢，白天精神不濟

上熱下寒型

□下半身冰冷，上半身卻感到燥熱發燙
□臉部、背部會突然大量出汗
□腹脹且經常便秘
□容易焦躁、睡眠很淺
□口渴時總喜歡喝冰飲
□膚況不佳且黑眼圈暗沉明顯

末梢冷型

□手腳冰冷得像冰塊
□雙腳冰冷，晚上睡不著覺
□臉色蒼白、皮膚粗糙
□偶爾會出現頭暈目眩的症狀
□不是很喜歡運動
□不喜歡吹冷氣

※許多人可能同時符合2種或3種類型，不一定只屬於特定1種類型。

●「節食減重」是導致便秘的主要元兇之一

- 吃太少沒有足夠的原料形成糞便↓進而造成便秘
- 生菜沙拉或冷飲會造成腸道受寒
- 吃太少↓便秘↓減重失敗的惡行循環

過度的減重反成惡性循環

減重時請注意重要的不是「吃得少」，而是「排得多」。減重期間如果長時間勉強節食不吃，恐陷入一種慢性的產生糞便原料不足的狀態，進而引發便秘的問題發生。

然後因此導致人體基礎代謝率下降，結果體質變得易胖不易瘦。

本以為很努力在減重，很可惜地孰不知這些都是造成惡性循環的主因。

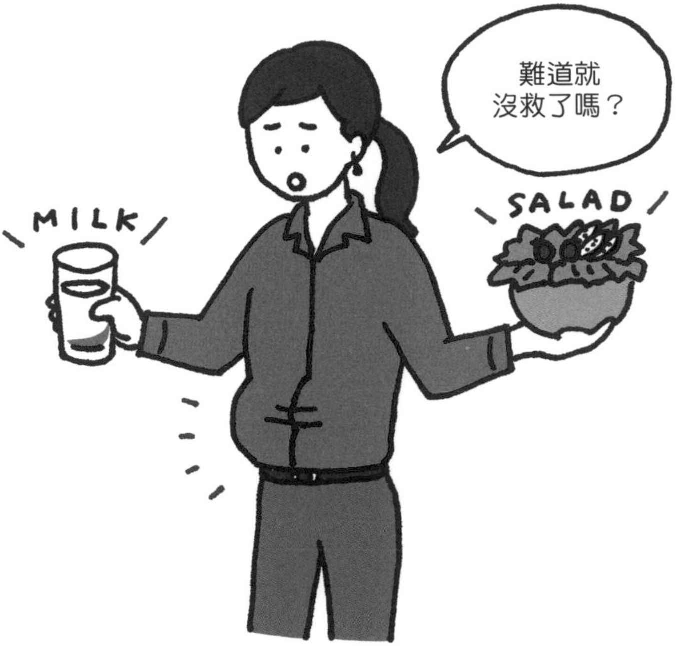

生菜沙拉和冰牛奶會使得腸胃越發寒冷

每當受便秘所苦的人想設法解決時，總是認為「多多攝取食物纖維和水分很重要」，因此大量攝取生菜沙拉等蔬果，或是常喝冰水、冰牛奶。

然而卻有眾多的女性因上述行為導致腸胃受寒，腸道蠕動變得遲緩。很多人會誤會「腸胃著涼難道不是引起腹瀉嗎？」，實際上，因為腸道蠕動變差而排便不順暢的人亦不在少數。

綜上所述，重要的是應該避免經常攝取生菜沙拉和冷飲，以免腸胃受寒，改為選擇可以溫暖腸胃的食材或飲品。

●便秘就如同「回收腸內垃圾」

- 長期便秘恐在腸道內**產生有害物質**
- 腸道內的有害物質將造成**肌肉流失、代謝下滑**
- 排便順暢才能**美得健康**

便秘就意味著腸道中堆積著大量的腐敗物

如果糞便（腐敗物）長時間滯留於腸內會發生什麼事呢？

答案就是，「不被人體所需的廢物將被腸壁吸收」。是不是聽著就很可怕呢？

一個人如果長期處於便秘狀態，腸內壞菌孳生腸道環境受到破壞，產生的有害物質，如氨、胺、硫化氫等毒素經由血液循環至全身，將導致身體代謝下滑。

只要代謝變差、肌肉流失，不僅容易變成易胖體質，也會使皮膚變得更為粗糙。

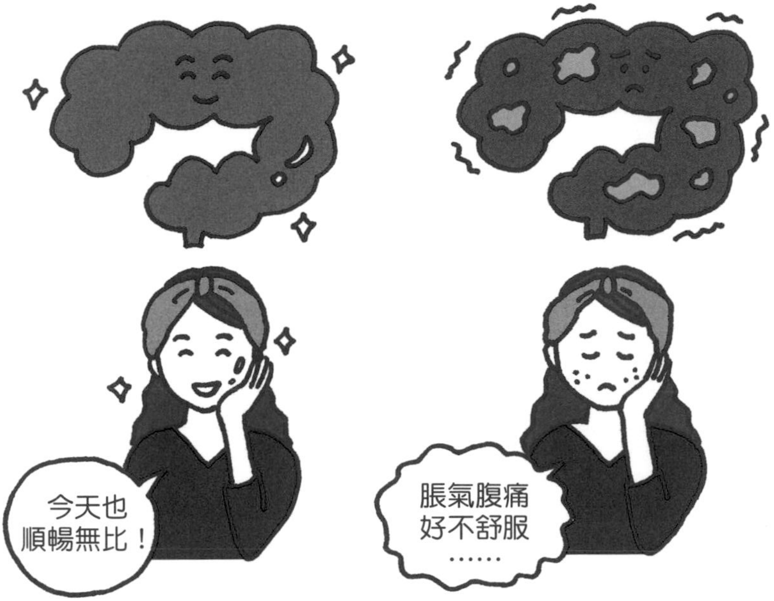

排便順暢的人不會放臭屁？

肌膚水潤光澤、體態健康且緊實的女性，基本上腸道也很乾淨。

實際上，腸道若乾淨，放屁是不會臭的。食物如果無法在腸道裡徹底地消化，腐敗後將產生具有臭味的氣體。反之，透過腸內益菌所產生的氣體基本上是沒有異味的。

順道一提，以中醫的角度而言，不管是汗水、眼淚、大小便甚至是放屁都是排得越多越健康。話雖如此，可是臭屁連連也很讓人困擾。

進食速度太快或是水分攝取過量，皆是造成消化不良或放屁困擾的原因，也需多多注意。

●「觀察便便」以了解腸道狀況

- 藉便便的顏色、氣味、形狀來自我檢視腸道狀況
- 只有「整腸健胃」是沒辦法瘦得健康的
- 腹肌是天然的暖暖包（肚圍）

腸道健康與否，看大便就知道

腸道環境現在呈現什麼樣的狀態，如廁後觀察一下便便就可以知道。俗話說：「大便是一封來自腸內的信」。

健康便便的顏色應該是土黃色，且呈現香蕉狀，若顏色偏黑，甚至有濃烈的異味都是不正常的。即使每天正常排便，但外觀類似兔子糞便呈現顆粒狀的話，即表示為便秘的大便。

如廁時不妨養成觀察糞便的習慣，多去關心自身的腸道健康。也建議便秘問題較嚴重的朋友可以嘗試紀錄「便便日記」。

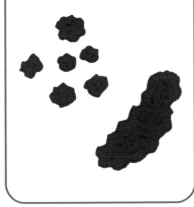

便秘的便便

顏色…偏黑或深咖啡色
氣味…較濃烈的臭味
形狀…乾燥顆粒狀

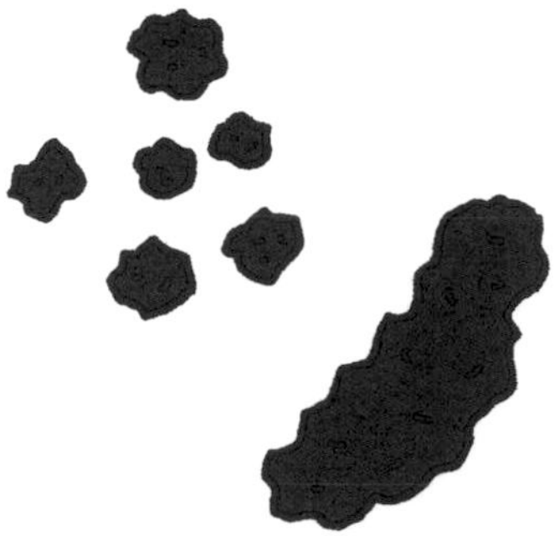

健康的便便

顏色…漂亮的土黃色
氣味…沒有特殊氣味
形狀…大小外觀像是香蕉

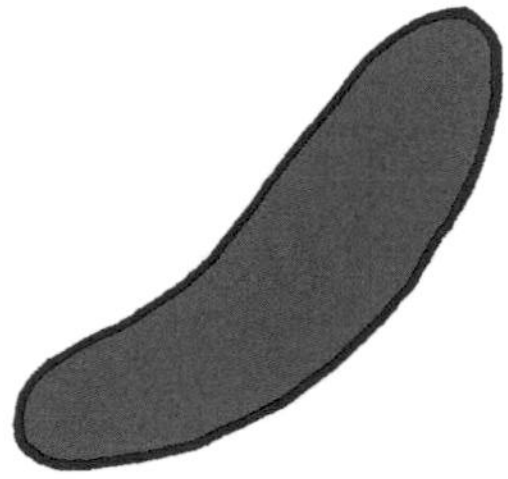

只有「腸道健康」就足夠了嗎？在那之後的減重問題也不該忽略

話雖如此，即使進一步知道了自己的腸道狀況，且改善了腸道環境，也並不代表這樣就可以瘦得健康。

其基礎功在於驅除腸胃裡的寒氣，打造一個可以確實消化吸收的健康腸胃。藉此提高基礎代謝，養成肌肉多的不易胖體質。

健身鍛鍊出的核心肌群、腹肌可以當作是一種天然的暖暖包（肚圍）。有些小腹凸出的人正是因為腹肌無力，排便動力較差才容易發生便秘。

●水分，是否攝取過量了？

「一天2000毫升」照做之前，請等一下！

●所謂「一天2000毫升」，前提是要排得出這個份量
●許多日本人「水腫虛胖」、身體不適很可能是「水中毒」
●搞懂適合自己的**水分攝取量**，並養成**排水的習慣**

最近，不管是為了預防中暑或美容瘦身，總是在倡導要多多喝水。

水對人體而言確實是不可或缺的物質，但這就好比過度灌溉的植物爛根，當人體攝取的水量過多時，多餘的水分無法正常代謝或排出，就會積滯於體內。

水具有很好的降溫作用，把一件濕透的衣服穿在身上，身體很快就會感到冷。同理可證，體內多餘的水分若置之不理，會使得身體由內而外的發涼、發寒。

就東方醫學的觀點而言，攝取過量的水分對

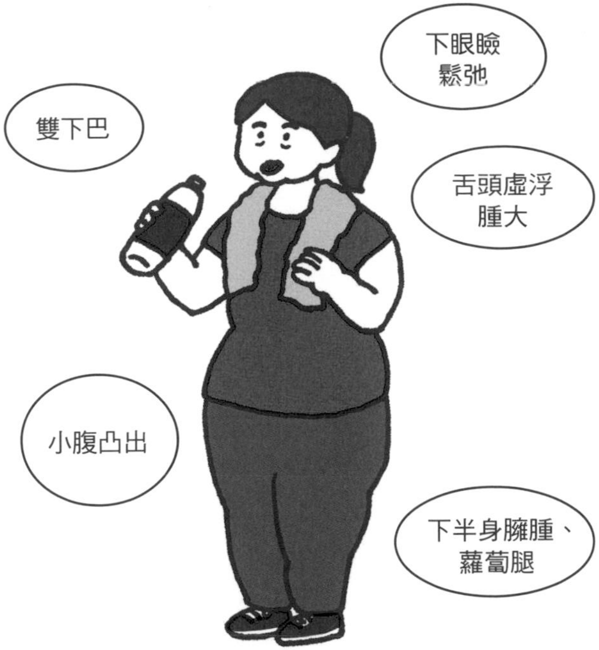
下眼瞼
鬆弛
雙下巴
舌頭虛浮
腫大
小腹凸出
下半身臃腫、
蘿蔔腿

下一頁來看看你水中毒的輕重程度！

人體健康造成危害的狀態，稱之為「水中毒」。因水中毒水分滯留在體內的人，腹部溫度都較低。而肥胖亦屬於一種水中毒的症狀。

許多微胖女孩其實只是「水腫虛胖」

很多人自認為因為水沒有熱量，所以喝再多都不會胖，但攝取超過人體所需水分時是會引起「水腫虛胖」的。其實在日本有許多微胖女孩都只是水腫而已。

由於體重約60%都是水分，如果在兩、三天之內體重突然增加，很可能跟脂肪無關，而是因為攝取了過多的水分。

水中毒自我檢測量表

- □睡眠時間經常少於5小時
- □剛起床體溫約35度
- □常久坐辦公桌前
- □鮮少運動
- □愛好麵包或蛋糕等鬆軟的白色食物
- □一日攝取1000毫升以上的水分
- □容易流汗
- □容易口乾舌燥*
- □肚臍以下小腹冰冷
- □一日排尿次數多於9次以上，或是少於4次以下**
- □眼瞼容易水腫或有雙下巴
- □舌頭虛浮腫大，且舌緣呈鋸齒狀
- □輕拍肚子有振水音
- □每到傍晚就腳水腫（鞋子變緊或留下襪子壓痕）

√勾選少於4項以下
輕度水中毒，但仍不可掉以輕心。

√勾選5～8項
中重度水中毒，須留意並避免繼續惡化。

√勾選多於9項以上
重度水中毒，應立即重新檢視、調整生活習慣！

*喝再多水也無法解渴的人，也可能是因為寒冷導致血液循環不佳，水分沒有流動至四肢末梢造成的缺水現象。

**請注意排尿次數較少也可能是因腎、膀胱功能下降導致無法正常排尿。

根據肌肉量的不同，每個人所需之水分攝取量也不盡相同

不同人攝取相同水量，因身體的「排水功能」較差，有的人會無法將水分適時地代謝掉，容易積聚於體內，而有的人則不然。一般認為水分容易積聚於體內的人代謝功能不佳，也就是肌肉量較低的人。

當肌肉因缺乏運動而減少時，器官的血液循環也會惡化，促進排泄的腎臟和膀胱的代謝功能也會衰退。未能排出體內過剩水分則會引起發冷和水腫。這是一個惡性循環。

在氣候潮濕的地區，如果能從飲食中獲取到水分，通常每天攝取 1000 毫升的水量也就足夠了。

因體溫、代謝率、肌肉量和運動量皆因人而異，所需之水分便截然不同。如果是日常生活常待在冷氣房不怎麼流汗的人，久坐辦公室不怎麼運動的人，那就更不在話下了。

比起喝水應該更注重排水

人體主要藉由腎臟形成尿液，和透過尿液排出量的多寡，以調節身體來維持體內適度的水分。

在過去總是注重要多多攝取水分的人，不妨將重點放在「代謝排水」上。

想喝水就在口渴時喝，只要做到這一點，相信你的身體狀況就會有所改善。

●提升「免疫力」從改善腸道健康開始

- ●免疫力是對抗病毒、細菌與癌細胞的防禦機制
- ●體溫每降低1度，免疫力便降低30%
- ●整腸瘦身法亦有助於提升免疫力

提高「免疫力」以保護身體免受病毒侵害！

溫養腸道除了益於瘦身減重之外，其實還有很多好處。現在備受矚目的功效就是提升免疫力的作用。

為了擊退體內產生的異常細胞，並保護自己的身體免受病毒和病原體（例如從外部侵入的新冠病毒和流感）的侵害所仰賴的便是「免疫力」。人體大約70%的免疫細胞皆聚集在腸道內，可謂是人體最大的「免疫器官」。

換句話說，當腸道虛冷其功能低下時，恐導致免疫力被削弱。

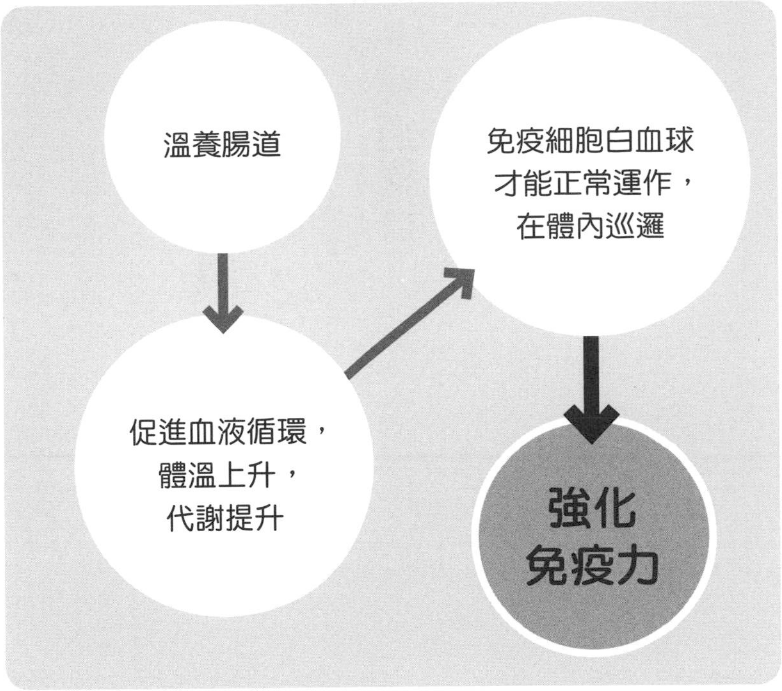
溫養腸道
促進血液循環，
體溫上升，
代謝提升
免疫細胞白血球
才能正常運作，
在體內巡邏
強化
免疫力

不讓身子著涼的生活習慣可以提升免疫力

據研究指出，體溫每降低1度，免疫力就會降低30%。

日本人的平均體溫相較於五十年前降低了0・7度，愈來愈多女性的平均體溫僅僅只有35度左右。

人體的理想體溫是36・5度至37度。建議體溫只有35度的人先試著將體溫提升至36度，36度的人則以36・5度為目標吧。

透過上健身房從事適當運動也可以提升體溫，但更重要的是從日常生活習慣著手，平時就不要讓身體著涼了。

●打造乾淨健康的腸道環境

●人體的**腸道**（大腸）棲息著許多**細菌**（益菌和壞菌）

●**腸道菌群**的紊亂恐引起免疫力低下、肥胖，各種疾病接踵而來

●想要**健康**，就從改善腸道環境開始

目前備受矚目的「腸道菌群」是什麼？

在腸道（主要是大腸）中存在著數千種、數百萬兆種的「腸道細菌」，可分為促進腸道蠕動並對身體有益的「益菌（如雙歧桿菌）」，會在腸道內產生有害物質的「壞菌（如產氣莢膜梭菌）」，以及當身體變差時，就會轉化成壞菌的牆頭草「伺機菌」。

據說腸道細菌的總重量重達二公斤。而之所以被稱為「腸道菌群」，是因為細菌群生在腸內裡的樣子，看起來就像一片花圃（flora），因此近年來這個議題廣受關注。

腸道花園照顧好，百病不來找！

飲食習慣紊亂 → 腸道菌群紊亂 → 引起各種身體不適

若壞菌猖獗，
腸內菌生態失衡便會
引起大腸出問題

解決方法 積極攝取含有益菌或可幫助益菌繁殖的食物，打造腸道菌群益菌多於壞菌的理想狀態。

有一種物質可以幫助繁殖益菌！你只需要攝取益菌的養分

腸道菌群紊亂將導致大腸不適，引起全身各種毛病。研究亦指出肥胖與菌群結構的失調有關。

當腸道不適時，「短鏈脂肪酸（short-chain fatty acid）」就會缺乏。短鏈脂肪酸具有抗炎作用，抑制壞菌滋生，作為全身能量來源，有助於養成易瘦體質。

短鏈脂肪酸是由「雙歧桿（bifidobacterium，又稱比菲德氏菌）」等腸道細菌產生的一種有機酸，而「膳食纖維」就是增加益菌數目的養分。攝取膳食纖維不僅可以暖腸，亦有助於增加短鏈脂肪酸。

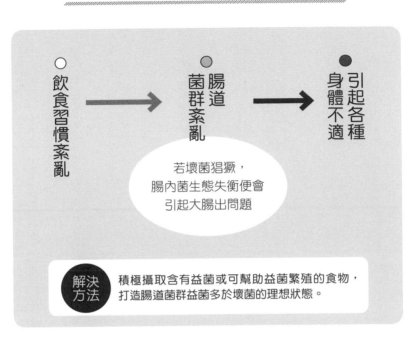

●全世界正在關注的腸道功能

●腸道有人體
「第二大腦」的暱稱，
與**大腦之間有著緊密關聯**

●**腸道與心理健康之間的**
連結非常密切

●改善腸道環境，
讓你的腸道恢復活力

世界各地的研究人員都在關注腸道的廣泛功能

腸道不僅是消化食物和吸收營養的器官，在增強免疫力等方面，腸道在整個身體中皆扮演著的重要角色，世界各地針對腸道的研究正在迅速地發展。

例如，美國約有30％的人口患有腸道激躁症，因此針對腸道微生物的研究十分活躍。不僅微生物學者，來自生理學、免疫學與代謝體學等各個領域的專家都參與了這項研究。由此可見，腸道功能和作用十分廣泛。

與腸道相關的健康問題

免疫力方面 →	新冠病毒或流感等感染症、感冒、花粉症
代謝方面 →	肥胖、虛冷、血液混濁
消化系統方面 →	便秘、腹瀉、腸胃炎
神經及腦方面 →	抑鬱、記憶力或判斷力衰退、失智症
肌膚方面 →	肌膚乾燥、皺紋

經研究證實，腸道與大腦、心理健康有著緊密關聯

經近幾年的研究證實，人們清楚知道了腸道與大腦有著緊密關聯，因此有了人體「第二大腦」的暱稱。

腸道的狀態傳遞到大腦後，會引起腹痛等症狀或造成抑鬱、焦慮等情緒的變化。這種情緒的變化會經由自律神經傳遞，且造成腸道功能失常，導致惡性循環發生。此外，根據研究顯示，維持精神穩定的神經遞質「血清素（serotonin）」與令人愉悅的物質「多巴胺（dopamine）」部分都是在腸道中產生的。

隨著研究推進，逐漸清楚腸道與失智症、抑鬱症、自閉症和帕金森病等症狀亦有著密切相關。

column

你應該知道的中藥專欄 ❶
——著涼肚子痛時該怎麼辦——

在東方醫學（中醫）中，身體不適和疾病被認為是由於體內失調所引起的病症。需要依照個人體質、年齡、體重、症狀對症下藥。

中藥材雖然可以在藥局自行購入，但建議還是要尋求醫師意見，針對個人體質狀況開立處方箋為佳。

大建中湯

大建中湯是常用於治療脾胃虛寒引起之腹痛、腹脹的一種中藥。

可促進血液循環，健胃暖腸，透過讓腸道恢復活力以改善症狀。

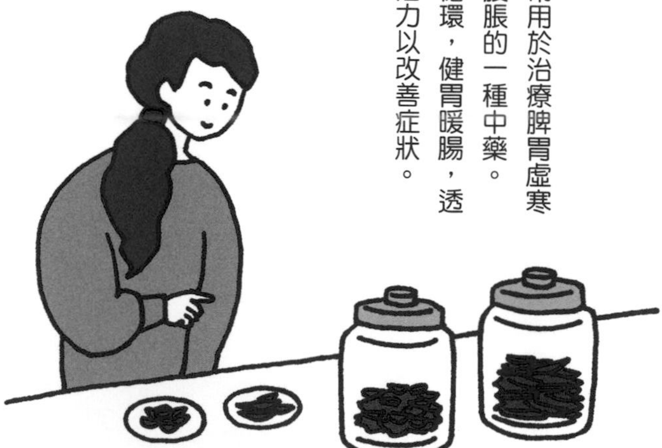

第1章

溫養腸道的健康飲食

●進食有助提升新陳代謝

●進食讓**身體暖呼呼**

●飯後休息也能**提升基礎代謝率**

●營養成分經分解轉化為**「體溫」**被消耗掉

細嚼慢嚥以提高「飲食誘導性熱代謝」

是否曾經在飯後感覺身體變得暖呼呼的呢？其實體溫是真有所上升。

通過進食吸收到體內的營養成分經分解後，其中一部分會作為維持體溫的熱量被消耗掉。因此即使飯後休息，基礎代謝率也會自動上升。

這個現象稱之為「飲食誘導性熱代謝」，佔一天所消耗的熱量約10％（不同營養素產生的攝食產熱效應也不同，蛋白質最高，佔攝取熱量的30％；醣類次之，約佔6％；脂肪最少，約佔4％）。若運動不足流失肌肉，不僅基礎代謝率會下降，飲食誘導性熱代謝也會減少。咀嚼次數越多，身體消耗的能量就越多。

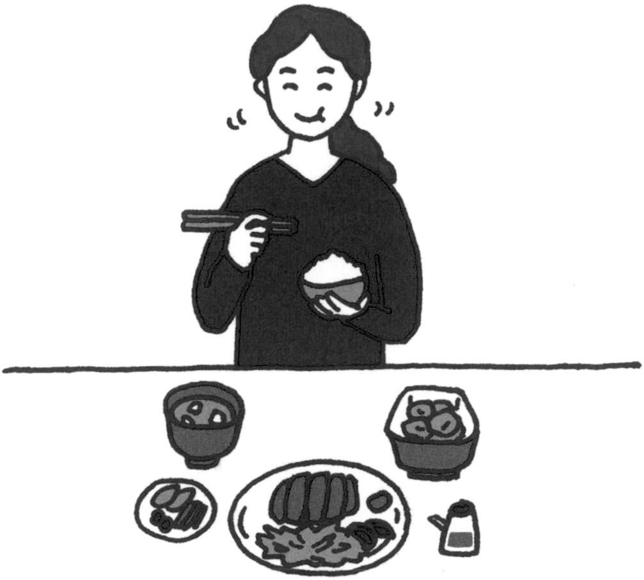

飯後代謝率升高了！

該重新檢視的是飲食習慣

進食雖有助提升新陳代謝，並不代表「吃再多也不用怕」，想當然不可以攝取過量。確實訂定一天中的「空腹時間＝讓腸胃有時間喘息」也十分重要。

接著，讓我們來看看，可以提高代謝、改善虛冷、增加肌肉的具體飲食要點。

●目前的飲食習慣沒有問題嗎？

●改變飲食習慣，從戒掉過度飲食開始

●感到虛冷是因為飽食使血液集中至腸胃道

●應以數天為單位來平衡飲食

首先需要重新檢視自己的飲食習慣

前面已經解釋過為什麼「不應該節食」，接下來就讓我們來檢視一下你的飲食習慣，是不是真的「沒吃也會胖」？

現代人因辦公或缺乏運動而導致新陳代謝低下，看似吃得不多，實際上往往營養攝取過剩。

首先，有必要檢查看看自己是否有長期過度飲食的傾向。

日常飲食基本原則

午餐清淡為主，不吃十分飽

口渴時不喝超過人體所需的水分

有利健康的食材也不盲目過量攝取

晚餐只吃六至八分飽

可以不必勉強吃早餐

※ 在東方醫學裡認為早上代謝最好，不特別進食好讓身體能集中在代謝上。

如果不餓可以不必拘泥一日三餐。要多傾聽身體的聲音

萬一不小心吃太多了，就花幾天時間調整

吃飽飯後血液大多集中於腸胃道，如果不小心吃得太多，血液無法循環到四肢末端，身體便會變冷。

其實以一日為單位的飲食規劃，在很多情況下只要有一餐外食就會不小心攝取過量。節日的家庭聚餐、與朋友的酒會、邊吃邊談的商務會議、伴手禮收到的餅乾糖果等，細想後不禁會發現可能有好幾天「可能吃得太多了」。

在這種情況下，建議以數天為單位進行飲食調整，最好是每兩天或每三天。例如，第二天不吃早餐或減少午餐以保持平衡。

●選擇不會給腸胃造成負擔的飲食

- ●找出日常飲食中**攝取偏頗的食物**
- ●**吃肉太多會對腎臟造成負擔**
- ●盡量不選含有過多食品添加物的**加工食品**

低醣飲食意想不到的陷阱

從數年前開始，限制攝取碳水化合物的低醣飲食一直是熱門話題，這種飲食法增加了肉類（蛋白質）的攝取量。但人類的牙齒結構其實是比較不適合肉食的，同時肉吃得越多，給器官帶來的負擔越大。

還有，加工食品也是生活中常出現的食品之一。然而，加工食品中含有大量的鈉、糖、脂肪，而人體所需的礦物質和膳食纖維含量卻很低。食品添加劑的安全問題也讓人有所顧慮，不要忘了「由內而外奠定健康基礎」。

肉類攝取過量會造成器官的負擔

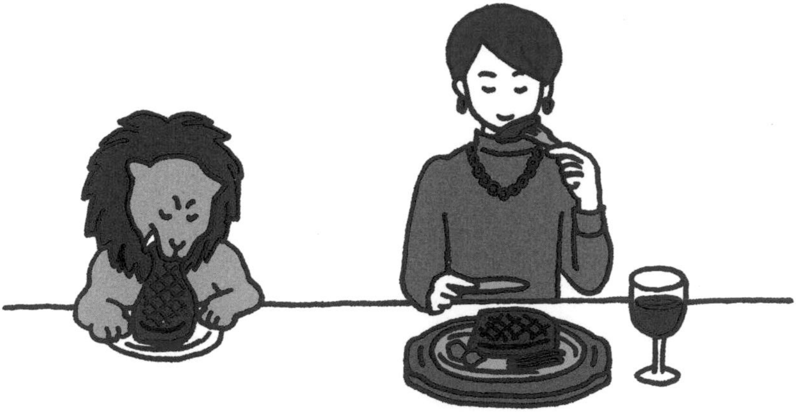

重要的是要選擇不會對胃腸、肝臟和胰臟造成負擔的食材，避免引起消化不良或各種疾病。

食物中的優等生，中式料理中耳熟能詳的「黑木耳」

黑木耳是目前最受歡迎且最推薦的食材。你很常在中式料理中看見它，但可能在其它菜系中鮮少使用黑木耳入菜。在日語中，黑木耳的漢字寫作「木耳」，與香菇、鴻禧菇同屬一類，天然日曬而成，具有暖身之功效。

與其他蕈菇類相比，黑木耳的熱量低，膳食纖維含量非常高，可有效緩解便秘和預防肥胖。

黑木耳中增強免疫力、強健骨骼、牙齒和血管的維生素D的含量也是香菇的10倍。具有獨特的脆爽口感、有嚼勁，可以帶來飽足感，是一種集眾多好處於一身的食材。

●攝取不會造成身體虛寒的溫熱性食物

● 比起熱量更需要重視的是食物的「溫熱」或「寒涼」
● 認識具有暖身功效的食材
● 透過溫熱性食材打造苗條好身材

區分食物屬性的「陰」與「陽」

中國自古便存在萬物皆有「陰陽」之分的概念，認為天地、山海、晝夜、夏冬，一切都由陰陽之間互相作用達到平衡。字面上的意思並不是指陰就是惡，陽就是善，其觀念的重要性是取得平衡。

食物如同我們起居環境和生活方式一樣，亦有陰陽之分，依性質可分為「溫熱性食物」和「寒涼性食物」。

陰性食物具有降火、清熱作用，陽性食物具有發汗、驅寒作用。

因此，如果想要驅寒，想要健康苗條的身材，便要積極攝取溫熱性食物。

溫熱性食物和寒涼性食物的主要特性

寒涼性食物

色澤較淺、
甜度較高、
水分多（柔軟）、
產於溫暖地帶和夏季

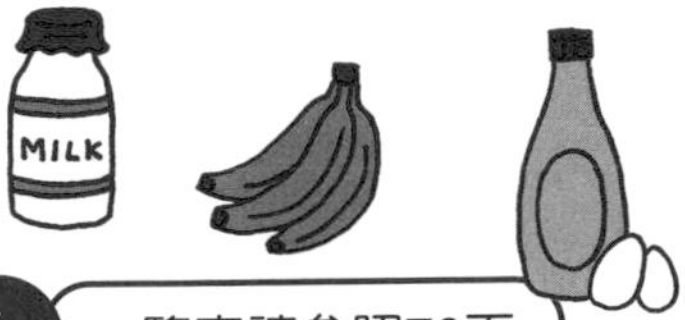

一覽表請參照70頁

溫熱性食物

色澤較深、
鹹味較強、
水分少（堅硬）、
產於寒冷地帶和冬季

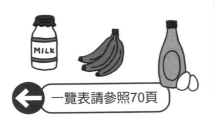

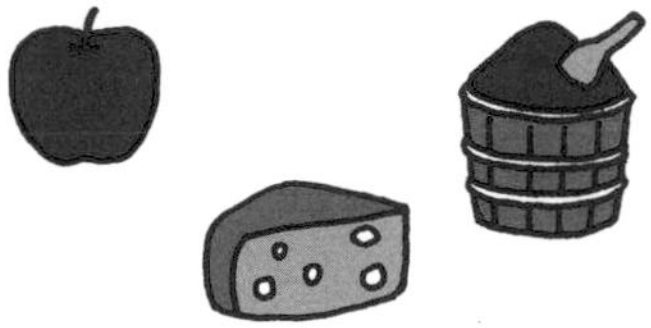

人會吃什麼像什麼嗎?!

此外，中醫講究「同氣相求，以類相補」，意思就是「吃什麼像什麼」。

換言之，常吃水分多且柔軟的寒涼性食物的人，其體型就會變得一樣；常吃水分較少的溫熱性食物的人，其身材便緊緻結實。

了解每種食物的冷熱性質，如果熱量相同的情況下，就盡量選用溫熱性的食物吧。

●輕鬆簡單的溫開水養生法

●每天喝點辛香料溫開水，**溫暖著涼的腸胃**

●**提高器官溫度**有助於代謝，**打造易瘦體質**

●腸道蠕動活躍，便可排出毒素，**緩解便秘**

只需要每天喝點溫開水

「溫開水養生法」是一種既省時又省錢的瘦身法。

溫開水不僅可以暖活全身，亦有助於養顏美容、緩解便秘。

一天的飲用量宜為700毫升至800毫升，由於不宜攝取過量水分，故少於此量也不影響。飲用時建議每次以一杯量慢慢啜飲，不要一次豪飲，效果最佳。

雖然，現在都倡導「晨起和睡前各喝一杯水」有益健康又養顏美容，但請不要一口氣喝掉整杯白開水。人在睡覺時，身體依然會因呼吸、排汗等作用代謝水分，然而腸道因水降溫使蠕

辛香料溫開水的作法

❶ 將自來水或礦泉水倒入熱水壺，加熱至沸騰後關火。（若是擔心水中餘氯，可在水沸騰後轉至小火，繼續加熱 15 分鐘）

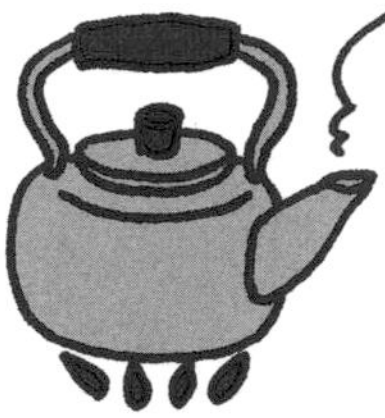

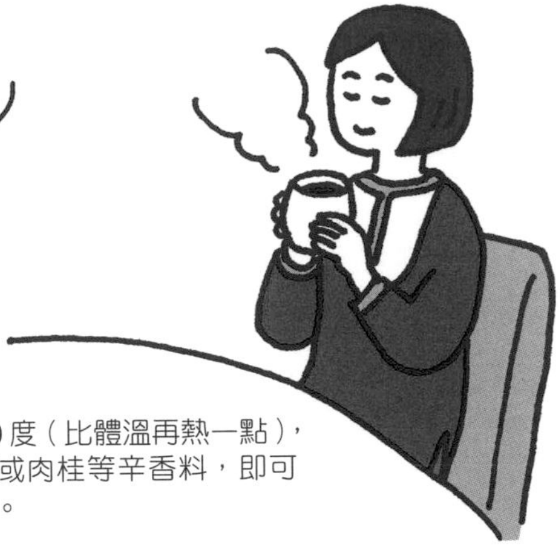

❷ 放涼至 50 度（比體溫再熱一點），加入生薑或肉桂等辛香料，即可慢慢啜飲。

動變得緩慢，正是造成便秘和水腫的原因。若是飲用過多白開水，恐會加重其症狀。

添加辛香料，促進血液循環效果更佳

第一步，請於早餐飯前或飯後，慢慢啜飲一杯白開水。

第二步，於溫開水中加入生薑泥或肉桂等辛香料，可促進血液循環，暖身效果更為顯著。

此外，也推薦選用日式醃梅和紅紫蘇。

●為什麼要選擇吃「泡菜」等發酵食品

- ●並非所有發酵食品都適用
- ●醃漬物比優格更適合農耕民族的日本人
- ●韓式泡菜中的唐辛子可促進血液循環，改善腸道環境

吃優格有益腸道健康是真的嗎？

若想改善腸道健康，「發酵食品」會是建議能多多攝取的食品之一。但並不是所有的發酵食品都適用於改善腸道環境。

例如，一提到對腸道有益的發酵食品時，首先會想到的優格，其實是一種中性食物，如搭配採於低緯度地區的香蕉，屬性就會變成寒涼性；搭配採於高緯度地區所產的蘋果、富含維生素和礦物質的蜂蜜，優格則會轉化成溫熱性。優格會根據一起搭配的食材轉變本身的食物屬性。

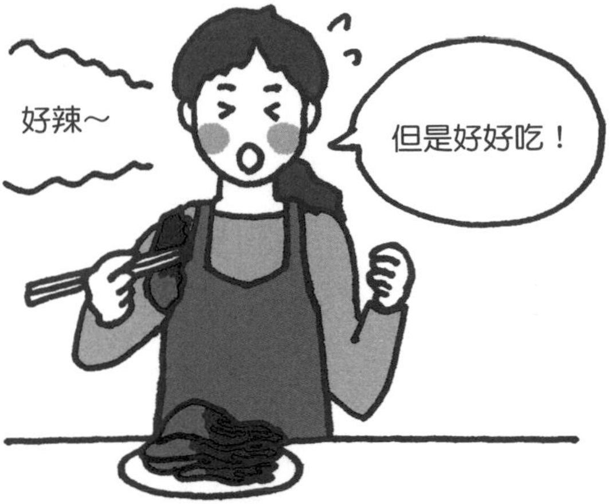

● 辣椒素（capsaicin）的功效

辣椒素不僅可以透過食用攝取，亦會經由皮膚滲透至體內。將乾煎過的辣椒素包裹在紗布中可取代泡湯包使用，以達到促進血液循環和暖身的效果。亦可放在襪子裡保暖。

韓式泡菜的植物性乳酸菌與膳食纖維能幫助改善腸道環境，而唐辛子中所含的「辣椒素」成分可以擴張血管，促進循環。更有助於提高體溫，溫暖腸道，改善虛寒體質。

蔬菜醃漬物帶給腸道的雙重益處

以歷史的角度而言，日本自古以來的傳統食品——醃漬物，正是適合日本人的發酵食品。尤其是蔬菜漬物富含「植物性乳酸菌」和能供其取得養分的「膳食纖維」。由於植物性乳酸菌耐酸，更能對抗胃酸，安全地抵達腸道。

其中，最適用於減重瘦身的醃漬物就屬韓式泡菜了。泡菜的乳酸菌還可以預防和改善便秘，降低膽固醇，對於減重瘦身再適合不過。此外值得關注還有泡菜中的「唐辛子」含有豐富的「辣椒素」，但是請注意不要大量食用，以免傷害到腸胃道黏膜。

●建議每日攝取「納豆、漬物、味噌湯」

- 關注安全抵達腸道的植物性乳酸菌
- 乳酸菌和膳食纖維改善腸道健康！
- 和食料理是日本女性美麗與健康的捷徑

集益處於一身的日本三大傳統發酵食品

納豆、漬物、味噌是日本傳統的「發酵食品」，同時也是驅寒暖身的溫熱性食物。

本身除了低熱量之外，食材中的「植物性乳酸菌」亦有助於改善腸道環境，尤其推薦給女性朋友們。若顧好腸道環境，腸胃自然好，便秘的困擾也能獲得緩解，同時將體內老廢物質代謝掉，進而改善膚況問題。許多日本人獲得健康和美麗最快的捷徑和方法，就是攝取植物性的發酵食品。

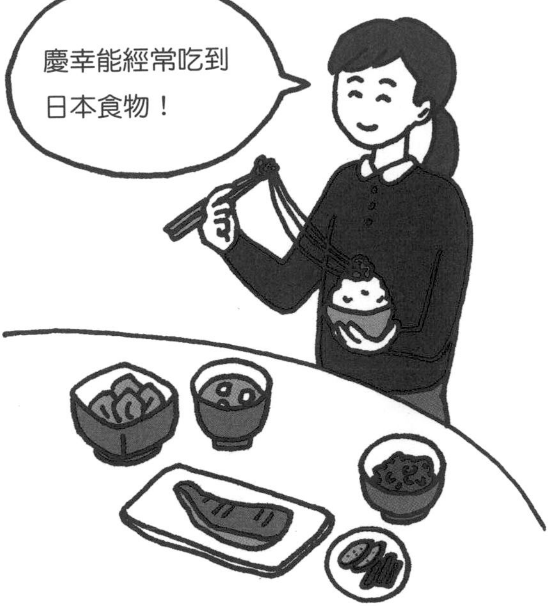

想為餐桌添道菜嗎？納豆推薦給你

在上一節中介紹了醃漬物的益處和功效，還有「納豆」也是絲毫不遜色的優良食材。

除了上述作用外，納豆中的黏稠成分富含纖維分解蛋白酵素「納豆激酶（nattokinase）」還能幫助溶解血栓，使血液流動更順暢。而良好的血液循環能舒緩體寒，還可以期待減重效果。

納豆也具有整腸作用，有益於提高免疫力。坊間不少日本進口的納豆，價格合理且取得容易，想為餐桌加道菜非納豆莫屬了。

●溫熱性調味料「鹽、味噌、醬油」

● 認識溫熱性調味料，煮菜讓你全身暖呼呼

● 給寒涼性食物加點溫熱性調味料！

● 選購鹽巴就挑富含礦物質的「天然海鹽」

調味料同樣有溫熱寒涼之分

調味料亦可依照屬性分為溫熱性和寒涼性。令人驚訝的是，對健康有益的「醋」是屬於寒涼性的調味料，而愈來愈多日本人在擔心攝取過量的「鹽」，卻性屬溫熱。因鹽具有排水、暖身，使血壓升高的作用，在屬性寒涼的西瓜上撒點鹽，可中和掉西瓜降溫去火的功效。

反之亦然，使用屬性溫熱的「味噌」和「醬油」來調味，可使菜品更偏向溫熱的性質。

掀起熱烈討論的「醋酸菌」是什麼？

烏醋、巴薩米克醋和未過濾醋品中所含的「醋酸菌」
近期正受到許多人熱烈的討論。

對身體健康大有益處！

調整腸道環境：醋酸菌能抑制腸內壞菌生長，緩解便秘

活化巨噬細胞（免疫細胞）活性化：黑醋等醋品中含有的醋酸菌具有一種能夠活化免疫細胞的成分「脂多糖（lipopolysaccharide）」。與腸內乳酸菌雙管齊下，可以提升巨噬細胞活性兩倍以上。

抑制過敏症狀：醋酸菌可抑制免疫系統過度的反應或誤判，進而抑制過敏症狀。

吃鹽要吃「天然海鹽」，吃醋要吃「烏醋」

現代人都認為吃鹽有害健康，其實是因為市場上大部分都是「精製食鹽」。在精製食鹽的製鹽過程中礦物質會被一併去除。而以陽光日曬製成的「天然海鹽」豐含鉀、鈣、鎂等礦物質，能促進血液循環，改善體寒。

此外，大多數的醋品屬性寒涼，而「烏醋」屬性溫熱。值得注意的是其中所含的「醋酸菌」。有別於一般的食用醋在釀造熟成後，會為了容易保存和清澈透明的外觀進行過濾，由於烏醋沒有這道工序，因此可以保留醋酸菌。了解到各種食材的營養功效，才能吃得聰明且健康。

●首推「生薑」蒸過後功效更好

- 生薑**加熱乾燥**後，**健康功效**大幅升級
- 疏通全身血液循環，讓身體**由內而外暖呼呼**
- 提高代謝讓**瘦身美容**更有效！

加熱後暖身作用更顯著

辛香料「生薑」自古便作為中藥材使用，其健康功效十分優異，可促進體內血液循環，有助改善虛寒等問題。

生薑經加熱或乾燥後，健康功效將會大幅提升。是因為生薑中含有的辛辣成分「薑辣素（gingerol）」會變化成為「薑烯酚（shogaol）」。薑烯酚能為驅寒暖身帶來更好的效果。

蒸生薑的作法

❶ 生薑帶皮洗淨，去除雜質後以與纖維垂直的角度切片，厚度在 0.1 公分左右。

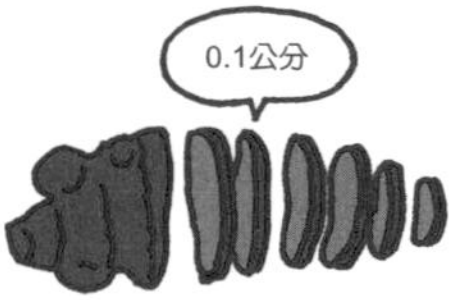

❷ 以蒸籠或烤箱加熱

蒸籠：蒸煮約 30 分鐘後，聞到香味即可關火。移出平鋪於網架或盤上，自然風乾至全乾。沒有蒸籠亦可以微波爐代用，把薑片放入耐熱矽膠容器，以微波爐加熱約 5 分鐘即可。

烤箱：以 80 度至 100 度烘烤 1 小時至 1.5 小時。薑片色澤變深且呈乾燥縮水即完成。

❸ 烘乾後的薑片可直接切碎、磨粉後放入容器內保存。一般常溫下可保存三個月。

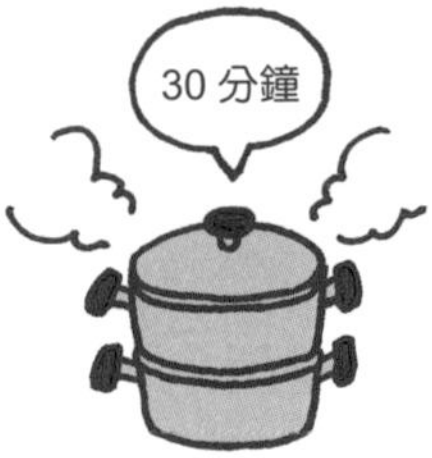
30 分鐘

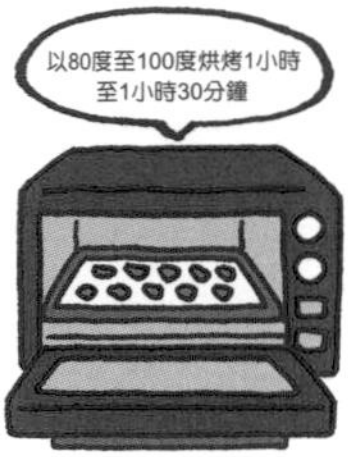
以80度至100度烘烤1小時至1小時30分鐘

常溫下可保存三個月

居家外出，隨時隨地
每天輕鬆來一杯「蒸生薑」

二千年前流傳至今的一味中藥材「乾薑」，是將老薑蒸過之後乾燥而成的，也就是我們在本節中介紹的「蒸生薑」。過去是專為體力欠佳、體寒的人開立的藥方，沒想到現代女性卻大多都缺乏運動、體力衰退導致受虛冷所苦，這就是為什麼我要推薦生薑給各位。

生薑是一種很容易取得的食材，但卻不易攜帶外出。那麼只要把「蒸生薑」磨成粉狀，無論走到哪裡便都能隨身攜帶。甚至是撒在市售的便當上，或是加入平時飲用的飲料裡都可以隨心搭配。

●早餐請喝「胡蘿蔔蘋果汁」

●細水長流，堅持每日一杯不間斷

●挑選食材應以性質溫熱，而非營養價值為標準

●以鮮榨果汁開啟美好的一天

飲食黃金組合「胡蘿蔔與蘋果」

香蕉、鳳梨、柿子和水梨等大部分的水果都屬性寒涼，不過種植於寒冷地區的水果則是性屬溫熱。俗話說：「一天一蘋果，醫生遠離我」，性質溫熱的水果中尤其以蘋果的健康功效為佳。蘋果具有整腸作用，亦有助於緩解便秘。

根菜類蔬菜之一的胡蘿蔔亦屬於溫熱性食物，既能暖身，又能幫助提升代謝。蘋果和胡蘿蔔飽含礦物質「鉀」，鉀具有改善虛冷體質、水腫等功效。除此之外，胡蘿蔔富含「β-胡蘿蔔素」不僅有益於增強免疫力，還可以維持和修護皮膚黏膜。

胡蘿蔔蘋果汁的作法

材料（1人份）● 胡蘿蔔2根、蘋果1顆

將常溫的胡蘿蔔和蘋果連皮帶籽切成適當大小，一起放入榨汁機中榨汁即可（攪拌後，如不過濾掉蔬果殘渣，胃部消化就會較費時）。一杯450毫升的胡蘿蔔蘋果汁就完成了。

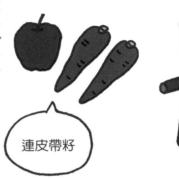

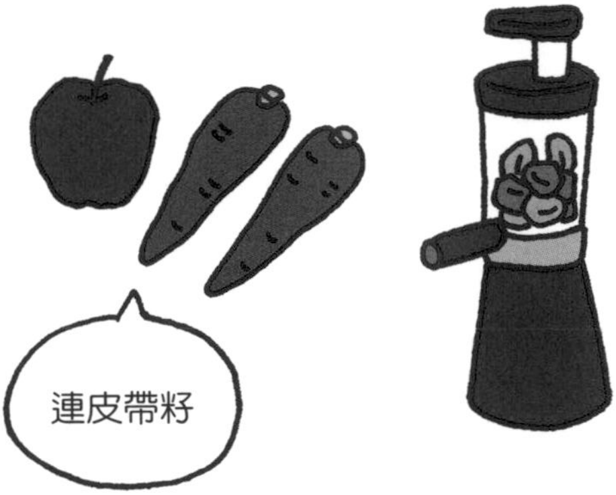

※ 不加冰，不加水。
※ 怕胡蘿蔔味可多加一些蘋果。
※ 不想喝常溫的話，可事先將材料冷藏。

以常溫調理 一口一口慢慢地喝

「胡蘿蔔蘋果汁」就是使用這兩種黃金蔬果製作而成的。理想的飲用方式是每天早晨剛起床後一口一口慢慢細品，並感受美味和能量滲透到身體裡。害怕胡蘿蔔生味的人，可以改為飲用即沖即飲的「味噌清湯」。

近期流行的「綠果昔」主要以水、新鮮蔬果等食材製成，其營養價值是很豐沛，但早晨體溫才正準備上升，此時若是飲用性質寒冷的綠果昔，體溫便上升不了了。

●油脂攝取請選用「橄欖油」

● 選用**讓身體愉悅**的油品
● 不加熱烹調的油，**順暢血液、吸收脂肪**的效果更優異
● **無水澄清奶油**（ghee）亦有利於改善虛冷與水腫

沙拉油對身體造成的負面影響

以往只要提到油，大家就會有「會胖」、「對身體不好」等負面印象，油也和食鹽一樣，被眾人視作敵人。可是，所謂的有害健康，是出於過度攝取。不論是油，還是食鹽皆是人體不可缺少的重要營養素。

不過眾所周知，廚房常用的沙拉油主要以「Omega-6」脂肪酸組成，飲食中若攝取過量，將影響體內免疫細胞運作，反而會對身體產生健康危害。

橄欖油的最佳吃法

橄欖油最好的食用方法是生吃！

- 淋在納豆或豆腐上做涼拌
- 烤魚佐白蘿蔔泥，再淋上橄欖油
- 於烤蘋果淋上橄欖油，撒上肉桂粉，最後以蜂蜜點綴

無水澄清奶油的做法

1. 準備一個鍋子，放入無鹽奶油塊後，開中火加熱至融化。當表面漸漸浮出泡沫後轉小火。
2. 使用金屬湯杓撇除表面泡沫，直至呈清澈透明即可關火。
3. 稍微放涼後以紗布過濾直至滑順後，倒入已煮沸殺菌的玻璃容器內保存。用途如一般奶油相同。

生食橄欖油

食用油品可分為以下三大類，包括家中常見含有 Omega-6 的沙拉油和芝麻油，國人攝取量最少，含有 Omega-3 的荏胡麻油和亞麻籽油，以及含有 Omega-9 的橄欖油和菜籽油。

雖然含有 Omega-3 的油品具有清血作用，但因容易氧化，所以橄欖油還是最好的選擇。橄欖油能抑制脂肪吸收，暢通血流及預防便秘。但是，橄欖油中能減少壞膽固醇（低密度脂蛋白）的成分「油酸（oleic acid）」不耐高溫，因此加熱會降低其效果，盡可能還是生吃較好。

此外，無水澄清奶油亦有利於淨化血液，改善虛冷和水腫。

●建議飲用「紅茶」

- 推薦理由在於**全發酵**
- 紅茶&生薑是**驅寒暖身最強搭擋**
- 除了**預防肥胖**以外，還能**消除疲勞**且有助**抒解壓力**

你要咖啡還是茶？
不知道怎麼選擇時，就選紅茶吧

不管是在家、公司，或是出門在外，不知道要喝什麼時，就選擇屬性溫熱的「紅茶」吧。因為「咖啡」和「綠茶」皆屬於寒涼性食物，容易造成虛冷。

之所以會選擇推薦紅茶，是因為紅茶是一種全發酵茶。發酵程度越重，保暖效果越好，最具代表性的全發酵茶正是紅茶。「南非國寶茶」和「烏龍茶」也算是發酵茶的一種，而綠茶則屬於未經發酵直接加熱製成的不發酵茶。

生薑紅茶的作法

材料（1人份） ● 蒸生薑粉 1/2 茶匙，
黑糖（或蜂蜜）適量，
紅茶包 1 個（或紅茶葉 1 茶匙）

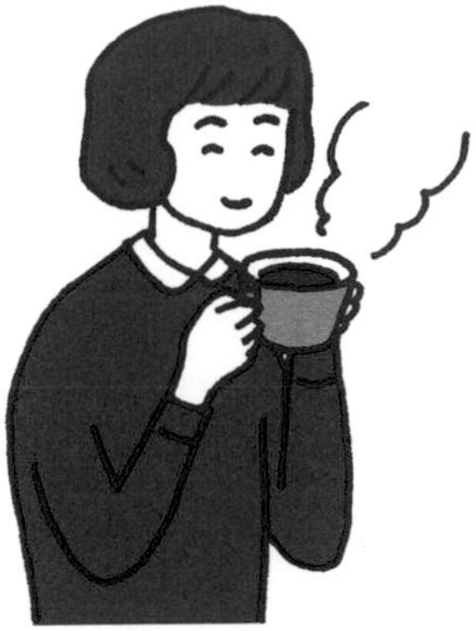

❶ 預先泡好一杯熱紅茶，濃淡可依個人喜好決定。

❷ 加入蒸生薑與黑糖，攪拌均勻即可。

☆作法簡單快速的超推食譜。所有材料皆是具有暖身作用的食材，不僅能驅寒，還有利尿效果，尤為推薦給水腫的朋友們。推薦可於每天餐前餐後或洗澡前飲用。

除了瘦身美容之外，還有意料不到的功效

紅茶不僅可以預防肥胖，還能消除疲勞且有助抒解壓力，功效非常之多。由於形成紅茶茶色的成分「茶黃素（theaflavin）」具有抗菌功效，故除了作為飲品，也推薦可以使用紅茶漱口。

「可可」也是一種屬性溫熱的食物，有益心血管健康，且具去水腫、燃燒脂肪等功效。去咖啡廳時不妨選擇一杯熱可可吧！

●想吃甜食時，可選擇「和菓子」

- ●挑選甜點時，以紅豆餡為原則
- ●容易水腫的女性要多吃紅豆
- ●紅豆中的皂素（saponin）具有排毒功效

想吃甜食時，就吃使用紅豆製作的和菓子

基本上使用白砂糖製作的蛋糕類甜點都屬於性質寒涼的食物，容易造成體寒，故不推薦虛冷體質的人食用。但還是有能讓女性越吃越美麗的甜點，那就是以紅豆餡為材料的和菓子。

一直以來深受日本人喜愛的紅豆所含的皂素具有良好的利尿效果，可有助於消水腫，亦有排毒、養顏美容等功效，是再適合女性不過的食材。研究也指出，紅豆對增肌有很好的功效。

小紅豆減肥餐的作法

材料（1人份）● 紅豆 50 公克、水 600 毫升

☆要不要試著在家自己動手做「小紅豆減肥餐」或「燜燒南瓜紅豆」呢？

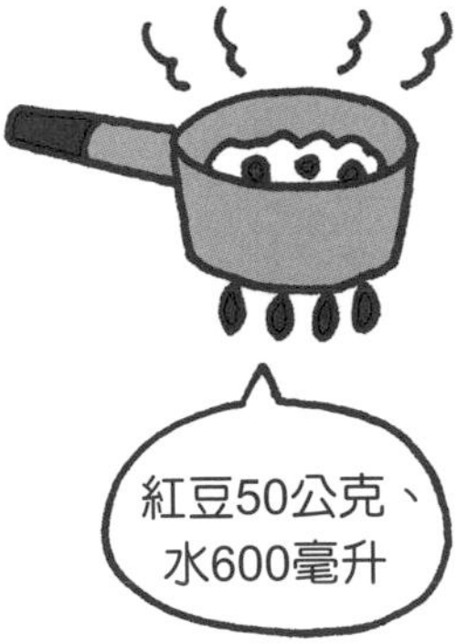
紅豆50公克、水600毫升

❶ 將材料全部放入鍋中煮至沸騰。

❷ 再轉成小火，並撈除表面泡沫，繼續熬煮至水分收乾一半。

❸ 可以直接吃煮熟的紅豆，剩下的紅豆汁也很好喝喔。喜歡甜一點的口味的人，可再放入一些黑糖。

建議可搭配南瓜一起製作成「燜燒南瓜紅豆」，可視個人喜好，以醬油、黑糖或鹽調味。
南瓜 200 公克、紅豆 50 公克

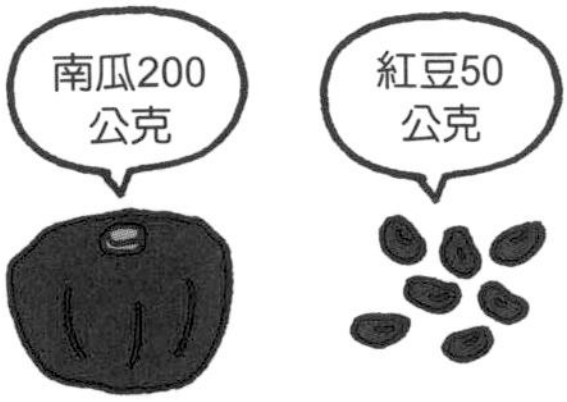
南瓜200公克
紅豆50公克

「生薑甘酒」的瘦身功效

讓我們來總結一下，挑選甜食的原則，基本上就是選含有紅豆的食材，如紅豆餡饅頭、紅豆麵包、銅鑼燒、日式羊羹、紅豆湯等。並且盡可能選擇低糖，或是以性質溫熱的黑糖取代白砂糖製作的甜點會更安全。

想攝取糖分時，還有另個選擇就是「生薑甘酒」。日式的發酵食物「甘酒」，不但有益於腸內益菌發育，改善腸道環境，預防及改善便秘之外，還能有效促進血液循環和代謝。而生薑甘酒便同時具備了甘酒和生薑暖身的功效，兩者相輔相成，還有助預防肥胖。

●嘴饞時可以吃些深色零食

● **深色零食**的飽足感更持久

● 有著**白色外觀且口感鬆軟的零食**，容易造成虛冷

● 零食應以**食物屬性**作為挑選的原則

如果飯前嘴饞，可以先吃點黑糖或黑糖風味糖果

每當嘴饞時，難免忍不住想吃點甜的東西。如果要吃的話，請記得選擇有暖身效果的零食。

例如，黑糖、黑糖風味糖果、加州梅果乾、杏仁堅果等顏色較深的零食，其屬性溫熱，故皆有助身體產熱，並且能夠抑制飢餓感，避免不小心一下子吃太多，最適合作為餐間零食。同時，還可以攝取到有助於燃燒脂肪的「礦物質」，實在一舉數得，只要在包包裡隨身帶走，想吃就能隨時吃一顆。

其他如黑糖口味的花林糖、性質溫熱的可可，

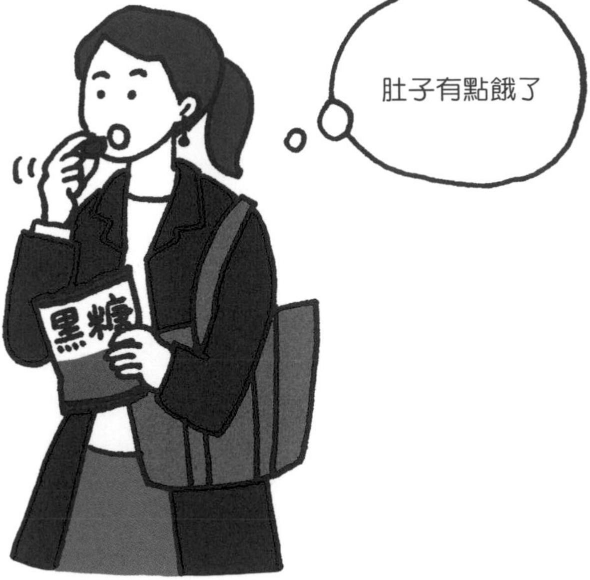

以及巧克力（盡量選可可含量較高者）都是不錯的選項。

會使身體變寒的西式甜點，千萬不要大口吃！

反之，要盡量避免的是西式甜點。泡芙、蛋糕、冰淇淋等，白色外觀且口感柔軟的西式甜點，都使用了麵粉、牛奶、砂糖等會使身體變寒的材料。即便再少、再小口都不建議。

嘴巴嗜甜時，不妨依照食物的冷熱性質去做挑選吧。

●晚上小酌一杯請選「清酒或紅葡萄酒」

- ●**喝酒**可以使**身體變溫暖**
- ●酒類也有**冷熱之分**
- ●寒涼性的酒款要搭配**溫熱性的下酒菜**

透過暖身的喝法讓身體暖呼呼

酒類之中也有會使身體暖和起來的溫熱性酒款，如紅葡萄酒、地瓜燒酎、熱清酒及紹興酒，皆含有成份「多酚（polyphenol）」可增加產熱的功效。紅葡萄酒加上屬性溫熱的肉桂一起煮成熱紅酒，這種喝法也可以讓身體暖和起來。

相反地，啤酒、威士忌、白葡萄酒則屬於寒涼性酒款。晚上若想小酌一杯，盡量選擇性質溫熱的酒款吧。

只不過，一般來說喝酒很少純飲，大多情況下都會搭配下酒菜一起飲用。如果要飲用性質寒涼的酒款時，搭配屬性溫熱的下酒菜可以平

溫熱性與寒涼性的酒款

寒涼性

啤酒、
威士忌、白葡萄酒、
大麥燒酎

☆可搭配寒涼性酒款的溫熱性下酒菜

- 起司
- 水果乾
- 味噌醃薑
- 明太子
- 鹽辛（鹽漬烏賊）

溫熱性

紅葡萄酒、
地瓜燒酎、
清酒、
梅酒、
紹興酒

衡其食物性質，如起司、鹽辛（鹽漬烏賊）、味噌醃菜，生薑入酒也是很不錯的一種喝法喔。

瘦身期間也能在家小酌一杯

有的人認為「喝酒會胖」，也有人說適量飲用則「酒乃百藥之長」。只要斟酌攝取量和頻率，以健康的方式飲酒，便能好好享受飲酒時光。

飲酒前透過運動或三溫暖來排汗，事前將水分代謝掉也有助於預防宿醉。

「溫熱性食物（陽性食物）」
「寒涼性食物（陰性食物）」
一覽表

寒涼性食物	溫熱性食物
牛奶・奶油	起司
米飯・白麵包・烏龍麵	玄米・黑麥麵包・蕎麥麵
葉菜・小黃瓜・番茄	根菜類蔬菜（洋蔥、胡蘿蔔）
油脂多的肉類・白身魚	油脂少的紅肉・海鮮類
香蕉・橘子・鳳梨	蘋果・櫻桃・紅葡萄
大豆・豆乳・豆腐	納豆・紅豆・黑豆
綠茶・咖啡	紅茶・可可・烏龍茶
白葡萄酒・啤酒・威士忌	紅葡萄酒・黑啤酒・清酒
醋・美乃滋	鹽・味噌・醬油
白芝麻	黑芝麻
砂糖	黑糖
西式甜點	和菓子

第2章

溫養腸道的良好生活習慣！

●避免穿著過於緊身的衣物！

●常穿緊身內褲恐引起**虛冷與便秘**

●**身體受到壓迫，將阻礙血液循環**

●選擇**放鬆好伸展的衣物**可帶來的益處

過小尺寸的緊身衣物讓身體吃不消

為了直接讓身材看起來很苗條，有的人可能會選擇穿塑身衣褲、調整型內衣，或者小一號的衣服，但這些穿衣方式很可能就在不知不覺中讓身體受寒了。

舉例來說，當手指受傷時，若ＯＫ繃包紮得太緊，便會造成指尖變色發紫。

所以當身體受到緊身衣物的壓迫時，類似的現像便會發生在身體的各個部位上。

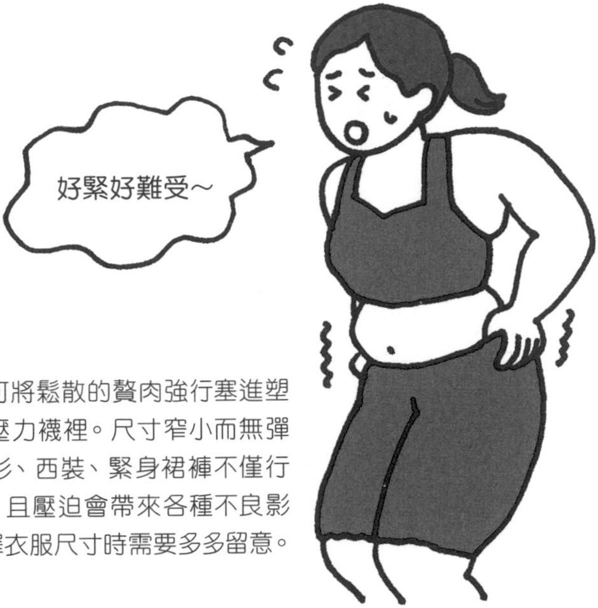

萬萬不可將鬆散的贅肉強行塞進塑身衣或壓力襪裡。尺寸窄小而無彈性的襯衫、西裝、緊身裙褲不僅行動不便，且壓迫會帶來各種不良影響。選擇衣服尺寸時需要多多留意。

改穿寬鬆的衣服，改善血液、促進淋巴循環

穿著尺寸不合身的胸罩和緊繃的襯衫時，背部是否被胸罩勒出了層層肥肉？是否脫掉衣服後，發現身上留下了內衣痕？

當身體受到壓迫時，便容易造成血液循環變差、體寒或水腫等問題。尤其腰部（腹部）若被勒緊，就會讓腸道蠕動受阻，腸內運化停滯，進而導致便秘的發生。

改穿寬鬆的衣物讓身體好活動之外，能夠改善血液、促進淋巴循環，亦可期待養顏美容和瘦身效果。

鞋子也是同樣道理，尺寸太小的鞋子會影響血液循環，萬事需要量力而為。

一天24小時一年365天的肚圍生活

● 穿戴肚圍讓腹部不著涼，**全身暖呼呼**

● 「肚圍」可促進**血液循環**，**遠離易胖體質**

● **超簡單卻效果顯著的**保暖好物，你只需穿上它

溫暖4個「脖子」

「脖子（頸部）．手脖子（手腕）．腳脖子（腳踝）．腰脖子（側腰）」

「肚圍」是使用起來超簡單卻效果卓越的保暖神器，只需要穿戴在身上，便能讓身體由內而外溫暖起來。

人人都說「禦寒先讓有脖子的部位溫暖起來」，而「腰脖子」，即腰部也包含在內。溫暖好身體掌管消化、吸收食物，以及排泄廢物的這幾個重要器官，便可更有效增強其作用。

人體腹腔裡有很多血管，因肚圍升溫的血液輸送到了全身上下，血液循環變好，全身也就跟著暖活起來了。體溫升高，代謝增加，也讓

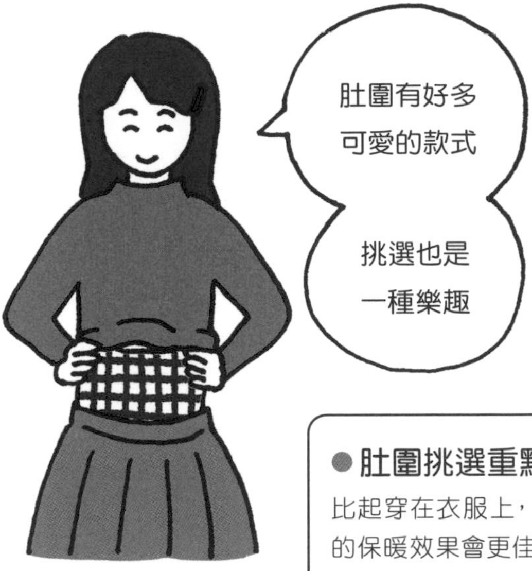

●肚圍挑選重點

比起穿在衣服上，直接穿戴在肚子上的保暖效果會更佳。建議挑選較親膚的天然材質，如具有良好保暖效果的絲綢，或是既保溫又透氣的純棉款式。

脂肪更容易燃燒，進而變成瘦體質。

不穿肚圍太浪費了！

肚圍是確實可以讓身體溫暖起來的抗寒好物。

一直以來，日本人就為了「不讓肚子著涼」，每天晚上都會為孩子穿上肚圍，現在亦稱作「west warmer」或「body warmer」，款式時尚可愛，內衣專賣店和網路上都有在販售。

盡可能不分季節，除了洗澡以外的時間都穿一件在身上。若執行起來較困難的話，也可只挑睡覺時穿著。

●貼上「暖暖包」暖和肚子

●在肚圍上加暖暖包，身體暖烘烘

●溫暖腹部（前後）以緩解虛冷，提高消化能力

●從深處溫暖你的身體，養成易瘦體質

讓腹部暖活起來，前後都要貼

很多人都認為「暖暖包是寒冷冬天的必備單品」，但在炎炎夏日冷氣開太強的地方，肚圍再加上暖暖包也能作為輕便的保暖物品。使用上不僅升溫快速且更具長效保暖效果，十分地優秀。

若想溫暖體內器官，還可隔著肚圍，將暖暖包貼於腹部和腰部兩側。讓溫度傳遍全身，也無需擔心低溫燙傷。

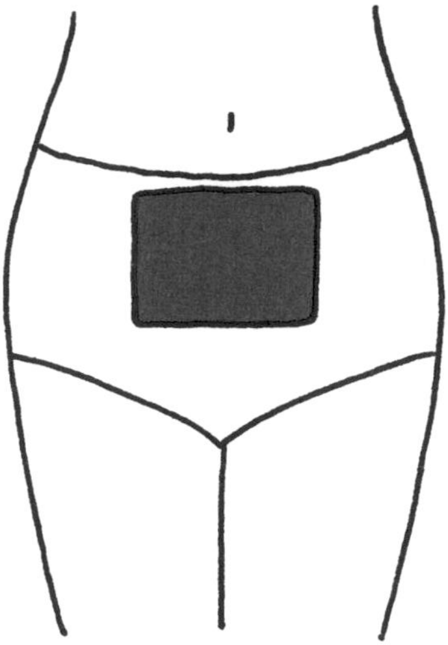

●腹部
貼於肚臍下約 6 至 7 公分處效果最佳

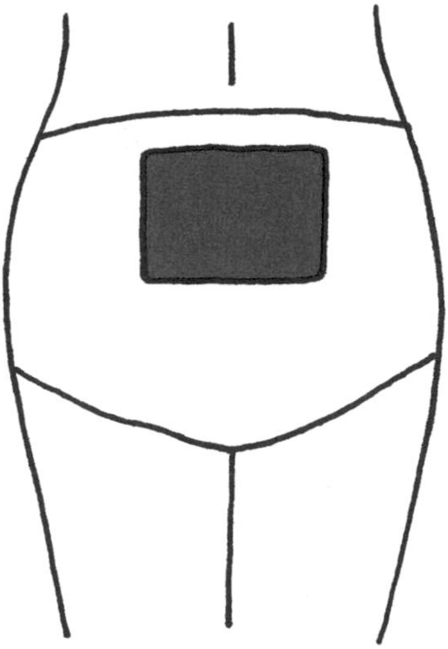

●腰部
溫暖骨盆中央的薦骨附近的位置

貼於肚臍下約6至7公分處及骨盆正中央

驅寒的穴道主要集中於肚臍下約6至7公分處，故可將暖暖包貼於此處。

腰部則可貼在位於骨盆中央的薦骨上，會使身體慢慢暖活起來。薦骨上有八個穴道，通向薦脊髓伸展出來的神經與內臟連接著，因此藉由溫暖這個部位讓神經活絡，便可促進血液循環。

此外，只要使用肚圍或暖暖包溫暖好腹部，子宮和卵巢跟著暖活起來，亦有助於緩解生理痛或月事不順，預防罹患婦人病。

●善用「熱水袋」「熱式貼布」保暖驅寒

- ●各式各樣可於居家屋內使用的**保暖物品**
- ●睡眠以外的時間也**應善用「熱水袋」**
- ●千萬別小看傳統**「熱式貼布」**

重新看待「金屬製湯婆（熱水袋）」

「湯婆（熱水袋）」給人的第一印象就是睡覺時擺在腳邊的一個物品，其實除此之外，還有其他很多用途。

不妨可以嘗試在做些簡單運動時，使用湯婆從肚子開始按摩腰部或其他部位，全身馬上就會暖活起來。

最近的熱水袋是越來越多樣化，亦有各式各樣的大小。除了倒入熱水使用的款式之外，還有可直接用微波爐加熱的款式等種類繁多。將40度至50度的熱水裝入500毫升的寶特瓶使用，也是個不錯的方法呢。

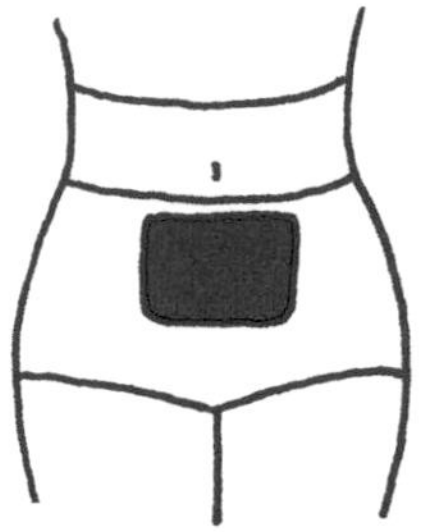

● 蒟蒻熱貼布

作法：以熱水加熱蒟蒻 5 分鐘後，以毛巾包裹起來，即可熱敷腹部。

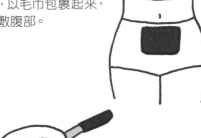

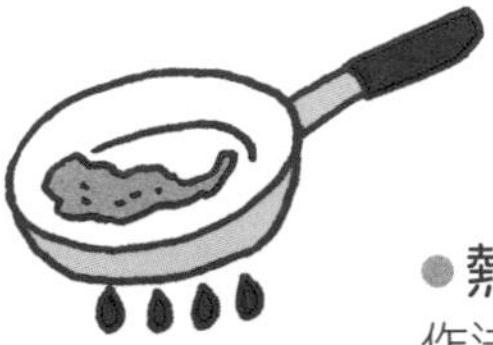

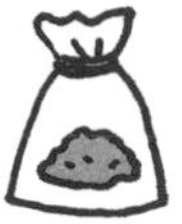

● 熱鹽貼布

作法：將自然鹽（岩鹽）於鍋中，以中火乾炒至沒有結塊為止。趁熱倒入袋中並封口，即可熱敷腹部。

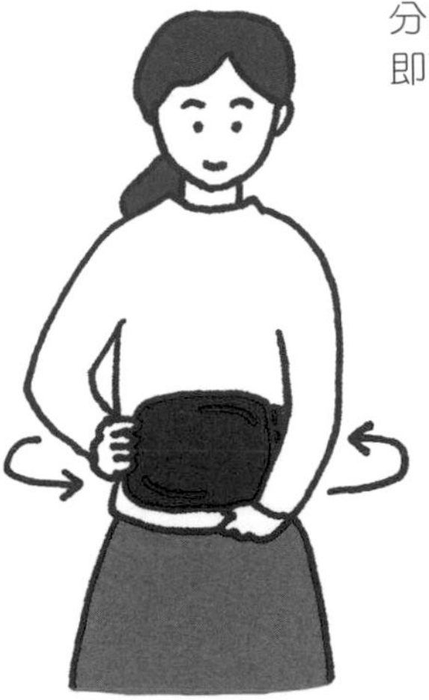

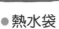

● 熱水袋

使用蒟蒻或鹽巴等身邊的材料，自己動手做熱式貼布

傳統「熱式貼布」再次受到了關注。沒有低溫燙傷的疑慮，可放在腹部上使用，讓身體由內而外溫暖起來。

最推薦給各位的是「蒟蒻熱貼布」，蒟蒻一經加熱，轉身就成了熱式貼布。蒟蒻本身的成分會吸附體內老廢物質和毒素，兼具良好的排毒效果。還有加熱後不易散熱的「熱鹽貼布」也十分推薦。

此外，驅寒保暖效果超級好的「生薑」熱敷也值得一試。將生薑磨成泥狀後裝入袋中，放到一鍋冷水一起加熱。待稍微降溫後，將毛巾放入薑水鍋中沾溼、擰乾後，即可熱敷腹部。

●護腸運動「腸道按摩」

● 原則是以「順時鐘畫圓」反覆按摩
● 保持腹部溫暖，有助腸道蠕動
● 透過按摩改善便秘與膚況

按摩腸道助排便更順暢

在第1章已經向各位說明了，關於改善便秘能夠瘦身、養顏美容的效果。便秘造成腸胃蠕動減緩，腸道血液循環變差，進而導致全身虛冷的問題發生，同時亦是引起水腫和肥胖的原因。

小腸為了消化食物，幾乎一整天都在工作，然而負責排便的大腸，基本上一天只會活動一次。透過腸道按摩，有助於促進腸道蠕動，讓排便更加順暢。

建議可於早晚各按摩一次。但是需在飯後一小時後才能進行按摩。

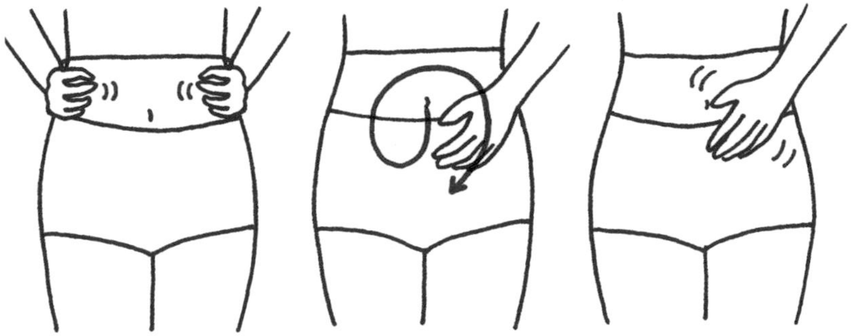

① 雙手叉腰，拇指朝後，剩下四指握著腰部兩側，開始揉捏。右手按摩的位置是升結腸，左手是降結腸。

② 準備以順時鐘畫圓按摩腹部。從肚臍開始，以手指按壓並往肚臍下方、右方、上方、左方的順序按摩整個腹部。想像是要把糞便推出去的樣子。

③ 接著以指尖仔細地揉捏，按摩效果更好。力道舒服即可，按摩時間約 2 至 3 分鐘。

按摩從腰部兩側開始，接著順時鐘畫圓

最簡單卻效果最顯著的按摩方法，就是以順時鐘在腹部上畫圓搓揉。

每一圈最後被按摩的部位是腹部左側，即是降結腸和乙狀結腸，那是最接近大腸末端的位置，再往下則連接著直腸和肛門，將糞便排出體外。

腸道按摩的第一步，雙手叉腰，以手指握著腰部兩側並開始揉捏。

下一步，以順時鐘畫圓按摩腹部。以手指尖仔細地搓揉，可促進腸道蠕動，幫助排便。

●按摩穴道，保健消化道

- 按對穴道就能讓腸道蠕動恢復正常
- 直接刺激按壓腹部上的穴道
- 受阻礙的血液循環得以順暢，進而放鬆身心

腸道若健康，身體便健康

腸道並非只是單純作為消化器官存在。除了分解食物、吸收營養素以外，也兼具代謝人體不需要之老廢物質和毒素，讓身體能夠維持健康的狀態。

人體大部分的免疫細胞皆聚集於腸道，因此腸道也被譽為「最大的免疫器官」。腸道若是健康，身體就會健康。所以請各位要多關心自身的腸道狀態，多重視腸道的健康狀況，這是通往瘦身的捷徑。

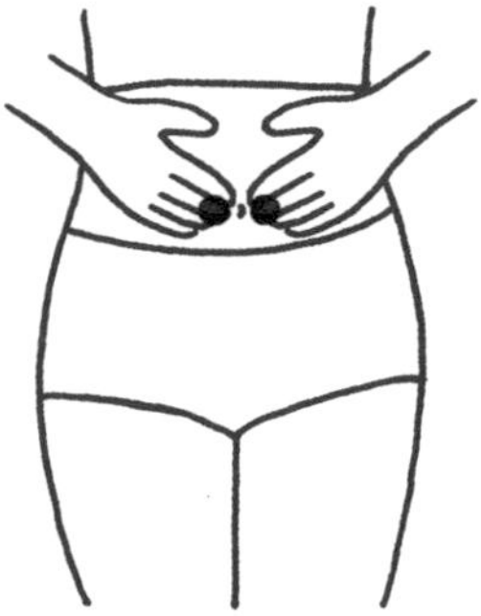

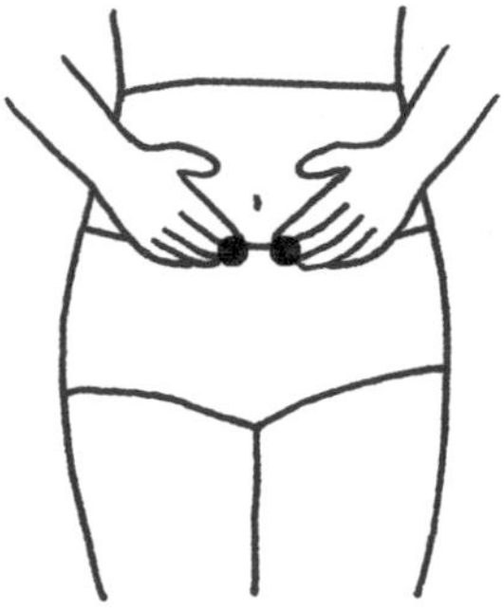

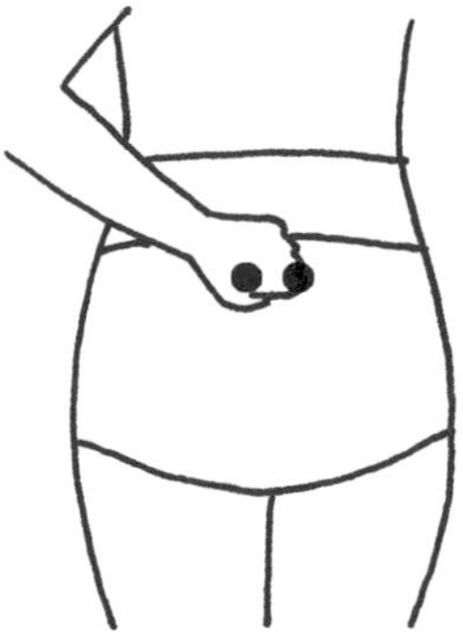

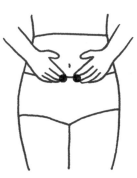

● **天樞穴**

按法：將中指指尖擺放於穴道上，一邊吐氣一邊按壓，按到底時靜止不動5秒，再慢慢放開。

● **大巨穴**

按法：將中指放在穴道上，其他手指作為輔助，朝身體中心的方向按壓。有便秘問題的人，按壓時會感到似乎有硬塊在腹中。

● **大腸俞穴**

按法：是位於背骨與骨盤交匯處之穴道。平躺下來，手握拳抵著穴位，雙膝彎曲並左右擺動身體，使用自體體重施予穴道壓力。

嘗試按摩能刺激腸道的穴道

當感到「腹部不適」時，請嘗試按摩能刺激腸道的穴道。本節將介紹上述三個穴道的按摩手法。原則上穴道呈左右對稱分佈，按摩時需要兩邊都按到，透過按摩腸道以維護腸道健康。

按壓時，配合施力按壓緩慢吐氣，放鬆力道時吸氣。過程中自然地深呼吸，當受阻礙的血液循環順暢後，能進而放鬆身心。

按摩穴道不需要額外的工具輔助，對著穴道的位置，隨時隨地都能輕鬆執行，這也是穴道按摩的方便。只需自行輕柔地揉捏、按壓腹部及穴位，便能達到刺激腸道的成效。

●天天泡熱水澡，讓身體由內而外暖起來

●「早上洗澡」會讓體寒問題愈來愈嚴重

●為了改善「體寒肥胖」，就應該泡熱水澡

●透過暖身作用促進血液循環，使腸道蠕動更有活力

不要嫌麻煩，
泡熱水澡帶來的效果截然不同

運動後大汗淋漓，此時選擇淋浴沖澡是沒問題的。但因為嫌麻煩，晚上總是不願使用浴缸泡澡，隔日早上只用淋浴匆匆解決是不好的。

可能有些人在冬天會泡澡，但夏天便只有簡單淋浴，這也是不妥的。由於淋浴只能短暫溫暖身體的表面，長久下來會使體寒問題愈來愈嚴重。

建議要養成不分季節，整年經常使用浴缸泡澡的習慣。

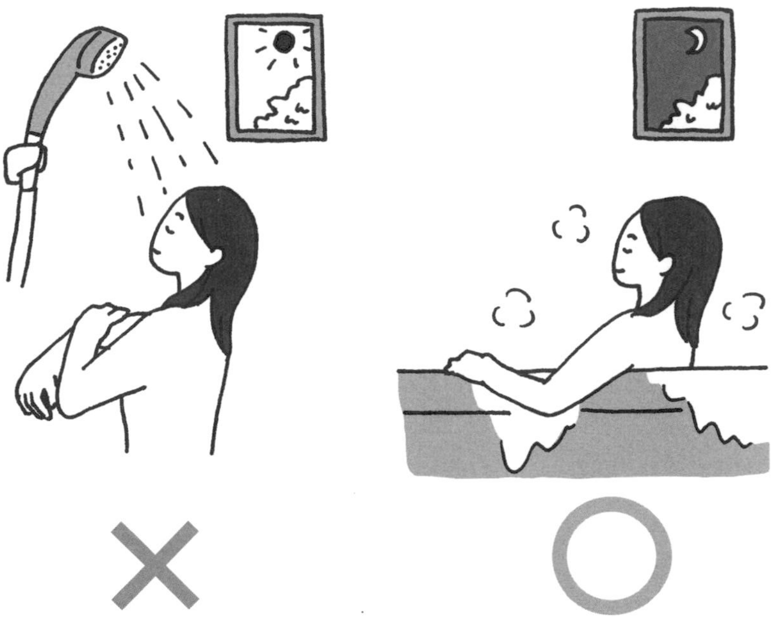

淋浴無法取代泡澡

洗澡的目的，並不僅是為了把身體洗乾淨，同時兼具了放鬆身心和溫暖身體的效果。

早晨起床後沖個澡的確能夠提神醒腦，但這個行為無非是在使身體變冷，因此淋浴是無法完全取代泡澡的。

若想溫暖腸道、改善體寒肥胖的問題，請確實做到「泡熱水澡」。浸泡在浴缸裡好好溫暖身體，可促進血液循環，讓腸道蠕動更有活力，進而提高人體免疫力。

●找到適合自己的沐浴方法

●透過熱度及水壓以**改善下半身水腫**

●若有時間也推薦**較長時間的半身浴**

●溫暖身體可舒緩鎮靜交感神經，**具有放鬆作用**

熱水澡的理想溫度？泡澡時間要多久？

熱水澡的溫度和時間依照個人喜好各有所不同，不存在所謂幾度或幾分鐘的正確答案。

作為參考，建議泡到「身上微沁薄汗」即可，這時體溫肯定會提升1度。

另外，身體泡在熱水裡會承受水壓，水壓能幫助推動靜脈的血液和淋巴液流動，藉此能期待獲得改善下半身水腫的效果。這些功效皆是僅靠淋浴無法獲得的。

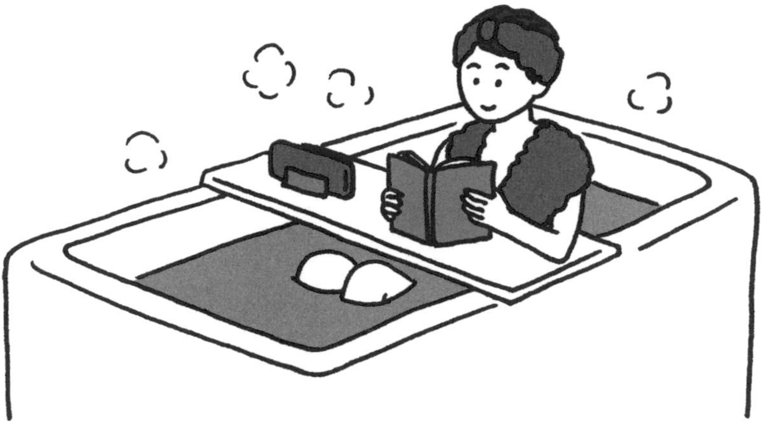

參考水溫為夏天 38 度，冬天 40 度左右。浸泡 30 分鐘至 40 分鐘，直到身上微微出汗即可。

亦推薦保暖效果較長的半身浴

若時間充裕的話，可以只浸泡至心窩以下部分，也就是所謂的「半身浴」，時間約30分鐘至40分鐘，讓身體充分排汗，促進血液循環。進行半身浴時手臂應避免放在水中。

由於較長時間的半身浴可以鎮靜交感神經，當副交感神經處於活躍時，能有效幫助身心進入放鬆的狀態。如果想追求更好的放鬆效果，建議使用38度左右的溫水泡澡，但對虛冷體質的人而言水溫可能會稍嫌太冷，仍以能溫暖自己的水溫為主。

因全身浴所承受之水壓較高，尤為推薦半身浴給患有心臟或呼吸系統疾病的讀者。

●「藥浴」帶來的驚人暖身效果

●加入「鹽」或「生薑」，可提升泡澡健康功效

●只需使用家裡現有食材，經濟實惠

●由內而外溫暖身體，且水溫較不易涼掉

自古便深受日本人喜愛的「藥浴」

所謂的「藥浴」，即是將藥劑或藥材加入浴水中，具有療效的一種沐浴方式。在日本，自古以來有在端午洗菖蒲浴，冬至洗柚子浴的傳統習慣。

本節要介紹的「生薑浴」、「鹽水浴」及「白蘿蔔浴」，皆有提升泡澡健康功效的作用。

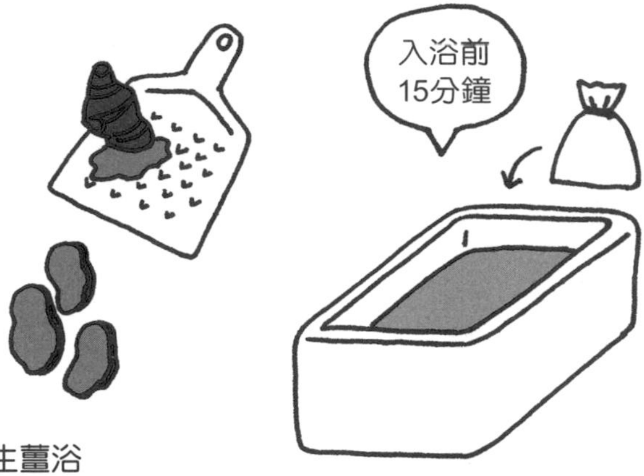

●生薑浴

準備生薑一根、切片，將薑片直接加入浴水中，或是帶皮磨泥後放入布袋並封口，於入浴前15分鐘放入浴水中。若感到皮膚刺激者，可減少使用量。

●白蘿蔔浴

準備蘿蔔葉，以陽光日曬預先乾燥。將葉子切碎後放入布袋並封口，放入沸騰熱水中煮約莫20分鐘，連同布袋和汁水放入浴水中即可。

●鹽水浴

將一至兩把的自然鹽加入浴水即可。若無感到皮膚不適，可不必另外沖洗身體。

使用身邊的材料享受溫暖的泡澡時光

「鹽水浴」是將一至兩把的自然鹽加入浴水的沐浴方式，鹽在皮膚表面會形成一層保護膜，藉此提升保暖效果。泡澡後把保護膜洗掉很可惜，但若有出現皮膚搔癢等情形者，洗澡時請一併將保護膜沖洗掉。無不適者可不必清洗。

「生薑浴」是透過經由皮膚吸收生薑的發熱成分，刺激皮膚底下的微血管血流更通暢，以達到泡澡後繼續維持體溫的作用。須注意生薑浴結束後需沖水洗淨。

使用蘿蔔葉的「白蘿蔔浴」雖然需要事先做準備，但良好的泡澡功效，適合希望改善虛冷體質的人。

不論哪一種方式，所需要的均是隨手可得的材料，十分經濟實惠。

●最適合瘦身的「3・3・3沐浴法」

●泡澡3分鐘，離開3分鐘，重複進行3次

●短時間即可徹底溫暖身體

●等同運動效果，遠離易胖體質

「3・3・3沐浴法」是什麼？

「3・3・3沐浴法」特別適合體質虛寒且缺乏運動的人。方法是將肩膀以下浸泡在42度以上熱水3分鐘，起身洗澡3分鐘，再進浴缸浸泡3分鐘……，上述作法重複進行3次。

浸泡在浴缸裡的時間總共僅僅只有9分鐘，暖身效果卻十分顯著，排汗效果也很不錯，只需要泡個熱水澡，其效果相當於一些簡單的運動，非常適合想減重的人。

每天持續3・3・3沐浴法可有助於排汗，有望打造新陳代謝良好的體質。

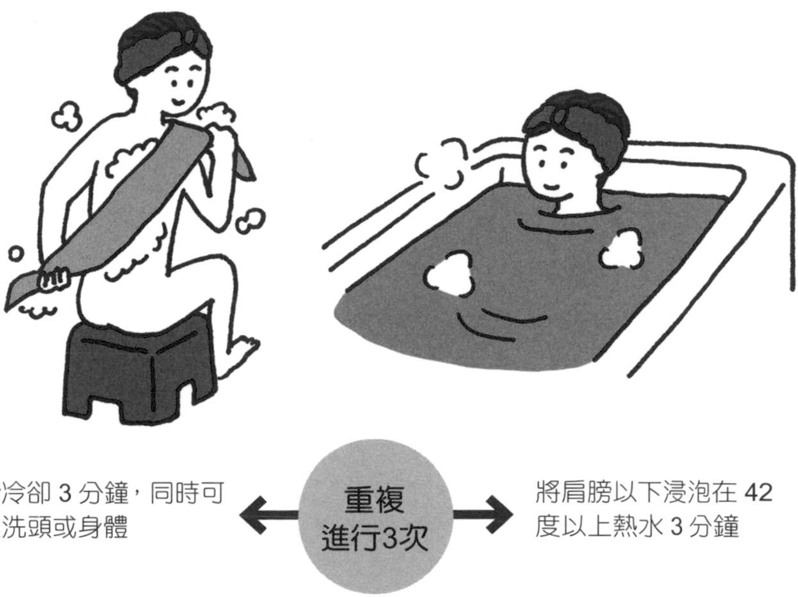
起身冷卻 3 分鐘，同時可一起洗頭或身體
重複進行3次
將肩膀以下浸泡在 42 度以上熱水 3 分鐘

適合想在短時間內大量排汗的人

雖說長時間浸泡水溫較低的半身浴，有助於徹底排汗，但對於不喜歡泡太久或繁忙沒時間的人而言，3・3・3沐浴法就更適合了。這個方法對於不愛運動的人來說，應該還在能力範圍之內，不妨嘗試看看。

但是浸泡完熱水澡，肌膚容易乾燥，洗完澡後務必要做好保濕，也別忘記喝點常溫或溫開水以補充水分。如有高血壓或心臟疾病者，由於對身體負擔太重，請勿輕易嘗試。

●泡澡時乾脆來點輕運動

● **洗澡時最適合做的簡易小運動**

● 短時間內便可達到**減重效果**

● 邊洗邊做，**每天簡單不間斷**

溫熱的水溫與水壓
會幫助我們提升減重效果

若想搭配洗澡一起進行的話，可以在洗澡前嘗試深蹲等重訓運動，代謝會更好，亦有助於排汗。洗澡後則可進行伸展運動以舒展身體。洗澡途中也適合做些簡易的小運動。

洗澡時運動由於是在身體最溫暖的狀態下進行，故會增加能量消耗。同時水壓施予身體壓力，促進了血液循環，運動效率會比平時來得更好。說服自己「洗澡時要運動！」相信自己能夠每天堅持下去，因為養成習慣是很重要的。

●屈膝運動
若浴缸空間不夠大，可將兩膝彎曲併攏，讓兩膝在水中左右擺動。膝蓋低於水面，水阻較高。

●踢腿運動
在浴缸內伸直雙腳，注意以腹肌施力，背桿伸直，大腿帶動小腿開始上下踢動雙腳。注意腳掌高度不高於水面，每次做20下。

●腳趾伸展操
雙腳伸直，五趾張開、閉合，重複做 20 次。

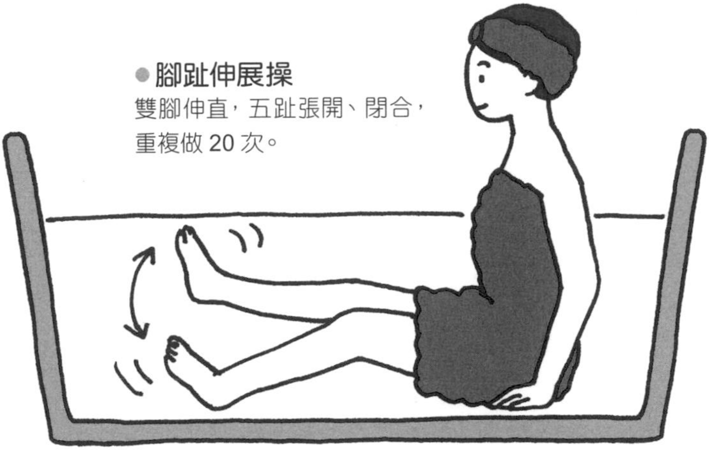

訣竅在於「腹肌要用力，姿勢要正確」

做法十分簡單，只需要在浴缸內上下踢動雙腳。腹肌用力，背脊要打直，大腿帶動小腿。若浴缸太窄沒有空間伸直雙腳，也可以將兩膝彎曲併攏，在水中左右擺動兩膝。扭轉動作有助於鍛鍊腹部。

進行以上運動時，亦可搭配張開、閉合五趾的「腳趾伸展操」。

建議穿插能坐在浴缸邊上，只讓雙腳在水中運動的動作，避免長時間浸泡熱水中，引起頭暈不適等症狀發生。

●點上柑橘精油促進脂肪燃燒

●**促進血液循環，**以緩解體寒與水腫症狀

●幫助提升**代謝與消化作用**

●透過燃燒脂肪獲得**瘦身效果**

芳香分子所具備的健康功效

水果和植物的香氣具有舒緩、放鬆，以及使人神清氣爽之功效。其原理是藉由芳香分子傳導至大腦中掌管本能反應的邊緣系統，進而達到平衡、鎮定自律神經的作用。

腸道與大腦乍看之下沒有什麼關聯，其實予以身心刺激的香氣中，同時含有刺激腸道的成分在內。

善用能抑制食慾、有助於燃燒脂肪的精油，或是可促進血液循環、排毒等提升新陳代謝的精油，來幫助自己瘦身吧。

有益腸道健康的香氣

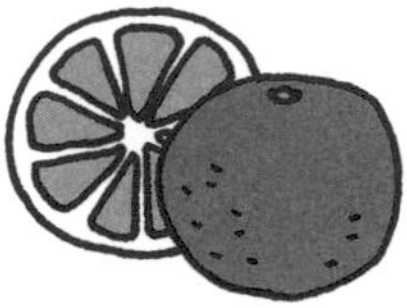

佛手柑
舒緩食慾不振、噁心等症狀。亦使用於製作伯爵紅茶。

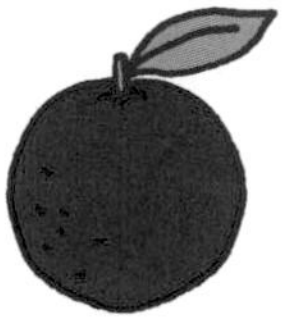

苦橙
能改善腸胃不適等症狀。

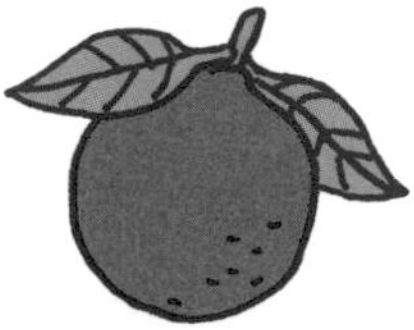

葡萄柚
可促進血液、淋巴液流動，代謝老廢物質，消除水腫。亦具有燃燒脂肪之功效。

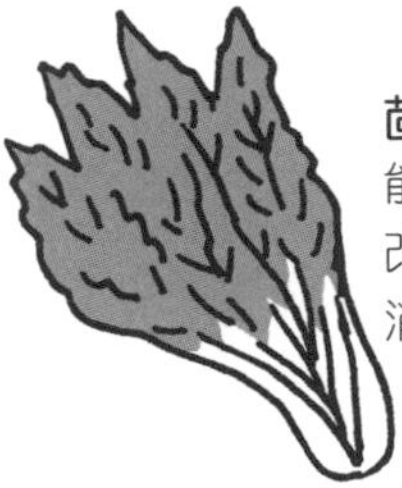

茴香
能有效緩解噁心和改善腸脹氣、便秘等消化系統之症狀。

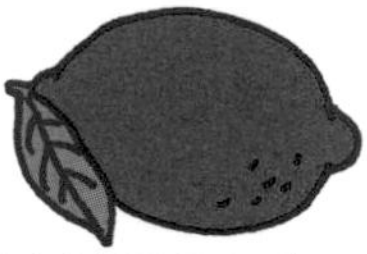

黃檸檬
具有促進血液循環之功效。亦有助於緩解消化不良。

有益腸道健康的清新香氣

苦橙、葡萄柚和佛手柑均是有益腸道健康的精油種類。還有茴香和黃檸檬，具有強化腸道功能之作用。

尤其是苦橙，有助於促進消化系統的血液循環，故能增進消化和緩解便祕。

而葡萄柚則具有調節食慾之功效。並有研究報告指出，只需嗅聞葡萄柚的香氣，就有助於減重，清爽的香氣也讓人感到愉悅。

因為香氣中的芳香分子，是經由鼻內粘膜進入到人體裡發揮作用，記得請挑選及使用天然精油較為安全。

●晚上就該讓腸胃好好休息

●為了明日的身體著想，晚餐要克制

●不穩定的睡眠恐招致身體虛寒

●早上的體溫取決於前一晚的睡眠品質

睡前3小時，不宜進食！

在前幾節的介紹中，已為各位說明了身體寒冷容易引起肥胖。而虛寒體質者亦有不少人同時抱有睡眠相關的煩惱，如「總是睡不好」，「半夜容易醒來好幾次」，「早上起床精神不濟」等等。

熬夜、半夜吃零食和吃宵夜等行為，皆會導致腸胃無法休息，一直處於血液和能量集中於腹部的一個狀態。

晚上讓器官獲得充分的休息是非常重要的。

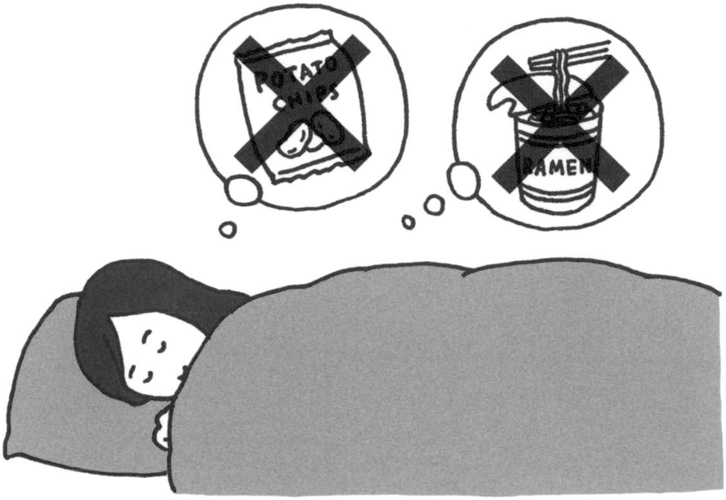

避免在長時間空腹或飯後就寢方能保有良好的睡眠品質

進食最遲應控制於睡前3至4小時之前結束。腸胃若是不斷在工作，便難以進入睡眠狀態。如果不得已因為工作延遲吃晚餐的時間，請盡量選擇攝取容易消化的食物。

反之亦然，長時間空腹狀態同樣不利於睡眠。此時可以嘗試喝些東西暖暖胃。但請避免飲用含有咖啡因的飲品。當然也別忘了穿上你的肚圍。

建議可在早晨和周末進行輕斷食

- 不小心吃太多，施行**輕斷食**讓腸胃喘口氣
- 採輕斷食法**改善血液循環**
- 除去**血液中老廢物質**，使體內換然一新

對過度飲食的現代人而言斷食這個選擇並不壞

對於從不錯過早餐，一天三餐正常規律的人而言，如果告訴他：「不必吃早餐」，「斷食（fasting）有益健康」，對方恐怕會很吃驚吧。即便對方認為自己「沒有吃那麼多」，以現代人偏好高蛋白、高脂質的飲食方式來看，其實已經發生營養過剩的問題了。

施行嚴格的斷食並不容易，但如果是輕斷食的話，任誰都可以簡單地嘗試。當感到自己可能「吃太多」時，不妨嘗試看看輕斷食法，會感受到身體變得十分輕盈自在喔。

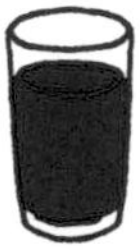

● **早餐**

不吃，或是飲用胡蘿蔔蘋果汁。

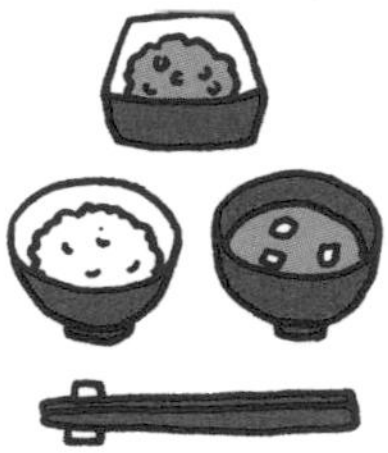

● **午餐**

胡蘿蔔蘋果汁或熱蕎麥麵（配料可選山藥泥或海帶芽等具暖身效果的食材）

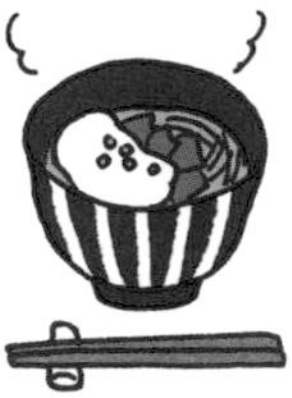

● **晚餐**

胡蘿蔔蘋果汁，或是以溫熱性食物為主且清淡的料理。

※ 斷食期間的注意事項

- 應注意補充水分。
- 若感到飢餓，可飲用味噌清湯或黑糖紅茶。
- 若出現低血糖症狀，如寒冷、冒汗、心悸和手腳顫抖等症狀，請適時補充糖分。
- 慢性疾病或藥物服用者，請在施行之前諮詢醫師。
- 斷食結束後不宜立刻恢復正常飲食，請先食用清粥等清淡食物作為緩衝，讓胃適應進食後，再逐步恢復飲食。

不痛苦的輕斷食法，讓身體煥然一新

施行輕斷食的第一個優點是能幫助改善血液循環。過度飲食導致器官過勞，血液無時無刻都往腸胃集中。輕斷食則可以減輕其負擔，使血液循環至四肢末梢，進而改善虛冷問題。

第二個優點是可協助代謝血液中的老廢物質。一旦因虛冷造成血液循環變差，無法順利將老廢物質排出體外，血液便會變得混濁。輕斷食的排毒作用，便有助於代謝這些老廢物質。

輕斷食的功效當然不僅只於此，還有例如：提高免疫力、減重、改善味覺、提神醒腦、積極樂觀，以及容易熟睡等作用。

●請小心夏日炎炎腸道最容易著涼！

- 低溫冷氣房、辦公室和電車裡，**穿著不宜過於單薄**
- **冷飲與屬性寒涼的食物**會使腸胃變寒冷
- 夏天仍需維持**溫熱性飲食**、肚圍、熱**水澡**的生活方式

炎炎夏日更不可掉以輕心

一年之中，夏天最容易受涼。而且是腹部著涼。

冬季天冷，人們自然而然會禦寒保暖，食用生薑或是火鍋等，並理所當然地選擇能讓身體溫暖的食物，因此虛冷問題並不會太嚴重。

然而，近年來酷暑難耐，一到夏天衣著就變得單薄。忍不住喝點冰涼的飲品，攝取像是西瓜、番茄、冷麵、刨冰等寒涼性食物的時刻愈來愈多，進而造成器官受寒。

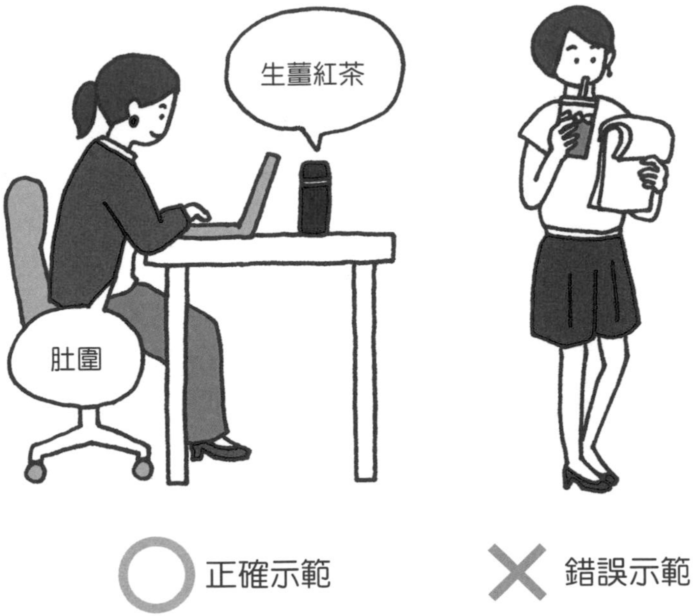

從外部和內部雙管齊下來溫暖腸胃

在前幾節已經說明過了，腸胃一旦受寒，其功能便會逐漸減弱，恐引起各種問題的發生。待在冷氣房裡，請記得一定要隨時穿上肚圍，避免腹部受寒。建議依室內外溫度來調整穿著針織外套或保暖襪套。尤其在暑氣逼人的夜晚裡，很難不去開冷氣，盡可能準備春秋兩季使用的毛毯，穿著長袖長褲及肚圍，做好保暖措施再去睡覺。

除此之外，還有很多地方值得下功夫。例如，在番茄或小黃瓜等夏季盛產的蔬果上撒上海鹽，餐點或飲品裡加入蒸生薑，喝味噌湯代替冷飲，以及即使到了夏天，也要堅持每天泡熱水澡。

請銘記在心，現在的「夏天更容易著涼」。

column

你應該知道的中藥專欄

出現便秘與相關之症狀時該怎麼辦

大黃甘草湯

大黃甘草湯，主治便秘的代表性藥材。

能增進腸道蠕動，潤腸通便。亦用於緩解因便秘引起的腹脹不適和膚況問題。

麻子仁丸

大便乾結，排便困難時，有助軟化糞便，潤腸通便。常用於治療病後、體力不佳之女性和年老體虛者。

亦用於緩解因便秘引起的腹脹不適、痔瘡，以及頭暈和膚況問題。

發生下痢、食物中毒和腹瀉時該怎麼辦

五苓散

常用於治療噁心、腹痛和腹瀉等，用途較為廣泛的藥材。

有利水祛濕之作用。可緩解急性腸胃炎、頭痛、水腫和宿醉等不適。

胃苓湯

是五苓散和平胃散的合方湯藥。平胃散主治消化不良、積食、嘔吐噁心，以及胃炎引起之腹瀉。

胃苓湯主治水狀軟便（腹瀉）、嘔吐噁心、腹瀉引起之口乾舌燥、中暑、急性腸胃炎等症狀均有療效。

第3章

溫養腸道的整腸運動

這些時間場地可以做的輕運動

- 稍微加快平時走路速度
- 在電車或電梯裡偷偷地重訓
- 爬樓梯、騎自行車，選擇不輕鬆的當作運動

最理想的方式是結合無氧運動與有氧運動

運動又分為「無氧運動」和「有氧運動」。無氧運動是藉由無氧的狀態下，短時間集中鍛煉肌力的高強度運動，如重量訓練和啞鈴訓練均屬於無氧運動。

有氧運動則是需要充分進行呼吸消耗氧氣的運動，如健走和游泳。

結合這兩種方式一起運動效果更好，能打造既美麗又健康的體態。

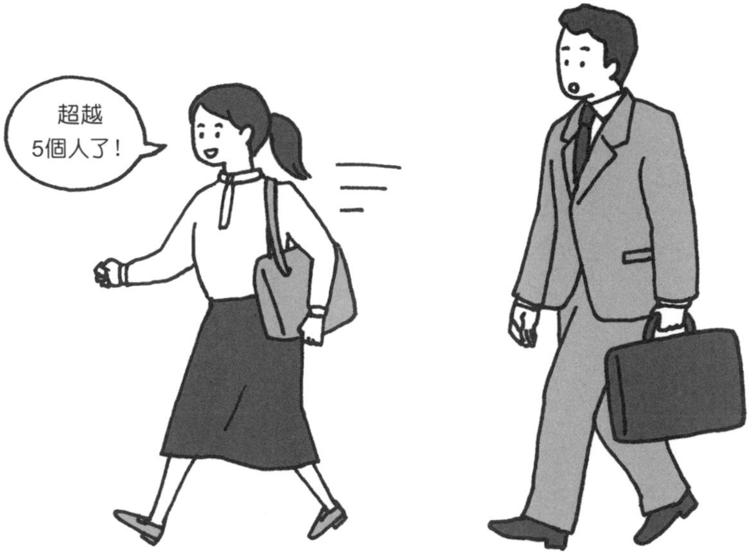

健走時速度要比平時走路稍快一點，大幅擺動雙臂，每次持續 20 分鐘就夠了。也可以拆成早晚各 10 分鐘，雖然暖身排汗的效果比不上一次走完 20 分鐘，但作為運動，早晚各 10 分鐘同樣有效。原則上，如果離車站不遠的話，就努力多走一站的距離吧！

慢慢累積運動量，聚沙能成塔

接下來，介紹幾種能應用於日常生活中的運動方法。

健走是最簡單的有氧運動。最好是多利用通勤學時段，出門買東西的時間來實行，而要訣在於行走速度要比平時再快一點。

在家使用吸塵器打掃或洗碗盤時，不妨可以將重心放在身體的下半部（腳上）。搭乘電車時踮踮腳跟也是一種非常簡單的無氧運動。還有以爬樓梯取代電扶梯，騎自行車時調至最低轉速，都有不錯的效果。

電車或電梯裡的微重訓

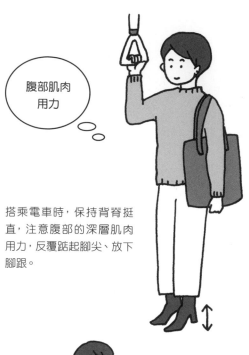

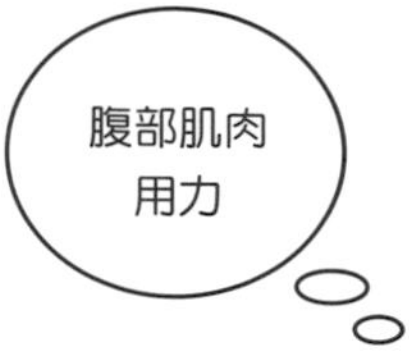

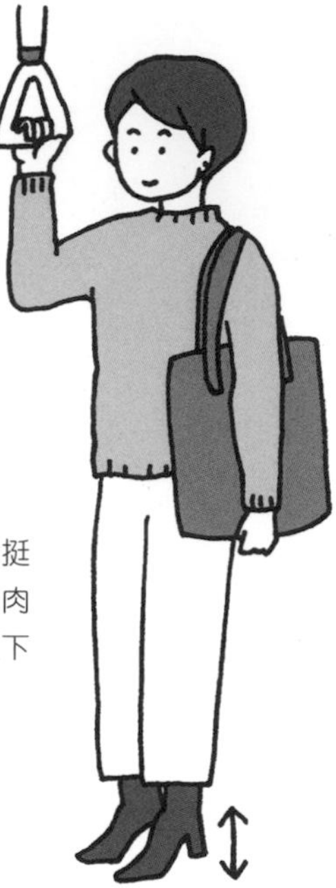

搭乘電車時，保持背脊挺直，注意腹部的深層肌肉用力，反覆踮起腳尖、放下腳跟。

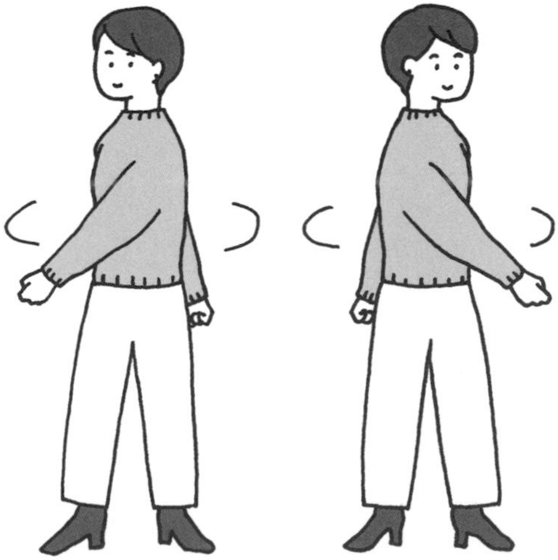

等電梯或在人少的電梯裡，注意腹肌用力，快速地左右交替扭轉上半身。

別怕辛苦來做點微重訓

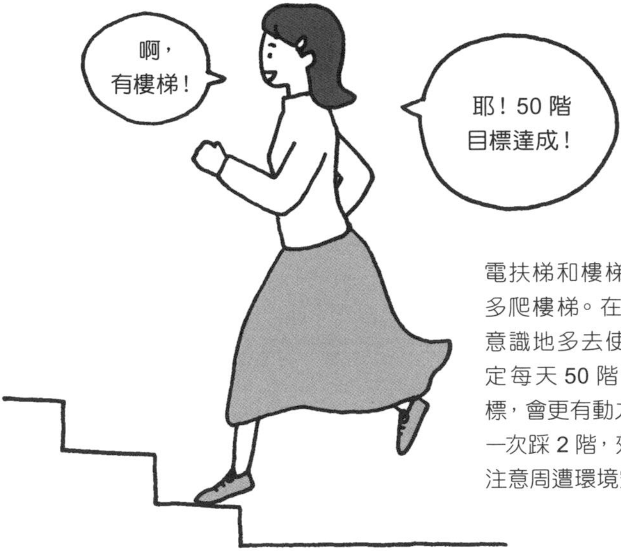

電扶梯和樓梯之間，要選擇多爬樓梯。在各種情況下有意識地多去使用樓梯，並設定每天 50 階或 100 階等目標，會更有動力去完成。若能一次踩 2 階，效果會更好（請注意周遭環境安全）。

使用吸塵器時，一隻腳向前邁出一大步，並把重心放在前腳。吸地時扭轉上半身，左右移動吸塵器。

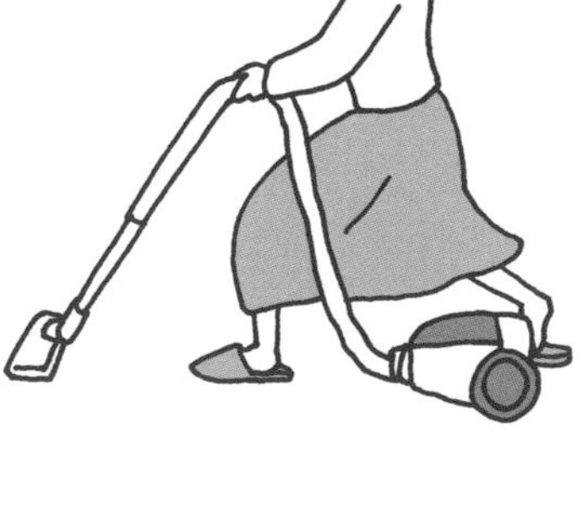

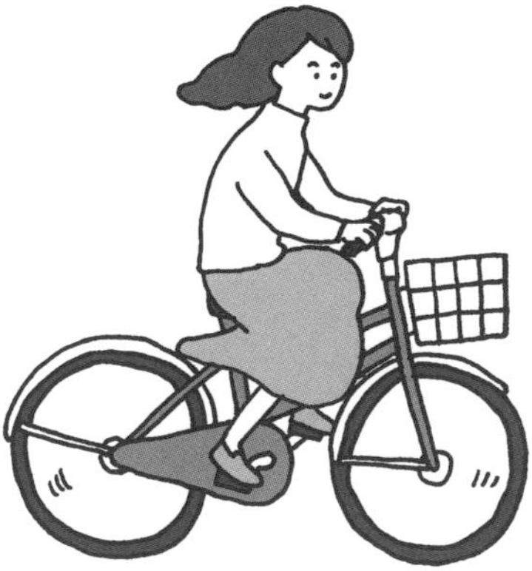

騎車要選擇腳踏自行車（非電動），並設定至最低轉速踏騎。

●飯前輕運動可抑制食慾

- 運動可抑制飢餓感
- 聰明運用自律神經的作用
- 晚餐前運動最具瘦身效果

「運動完餓得更快」或許只是迷思

許多人都認為動得越多肚子越餓，但神奇的是，其實運動能夠抑制飢餓感，降低食慾。相信有在健身房重訓或有氧運動的人，應該都有過這種經驗吧。

這是自律神經系統作用下的反應。當人在運動時，會讓交感神經產生亢奮，身體處在緊繃的狀態下，比較不容易產生飢餓感。相反地，當身體由副交感神經主導時，會使人感到放鬆，便容易感到飢餓。

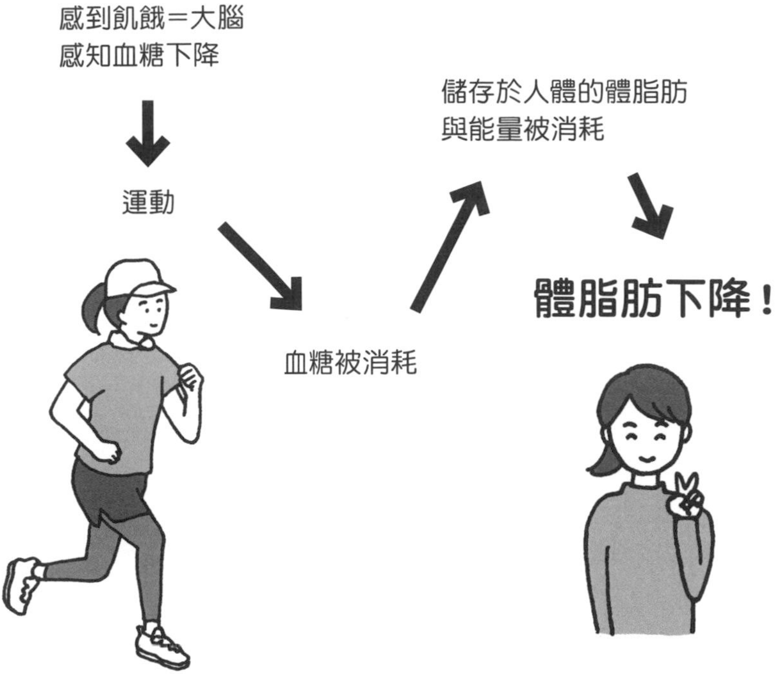
感到飢餓＝大腦
感知血糖下降
運動
血糖被消耗
儲存於人體的體脂肪
與能量被消耗
體脂肪下降！

消耗熱量＋抑制食慾 雙管齊下，瘦身效果加倍

在理想情況下，希望可以從進行20分鐘的「慢跑」等運動，不過也可以進行重訓，如「原地衝刺」、「高抬腿跑」、簡易版「深蹲」（參照110頁）或伸展操，作為替代方案。盡可能在晚飯之前，要好好活動身體。

不僅可以消耗熱量，還能抑制食慾，瘦身效果更顯著。請務必嘗試看看。

運動後所攝取的營養素，大部分都被拿去修復運動時所使用到的肌肉了，因此不容易在體內形成體脂肪。

但請注意，不應於空腹狀態下進行過度劇烈的運動。

最最推薦的運動是「深蹲」

- 透過鍛練大腿來養成燃燒脂肪的體質
- 無氧運動中，效果最為出類拔萃
- 增加肌肉量並溫暖身體

堪稱效果最好的重量訓練，非深蹲莫屬

增肌訓練當中，穩坐第一名寶座的運動項目就是「深蹲」。執行深蹲時能夠一次鍛鍊到包含大腿、臀部，整個下半身的肌肉。

無氧運動所消耗的熱量雖不多，但能夠有效地增加肌肉量，變成易於燃燒脂肪的體質。

透過鍛鍊肌肉較大的下半身，可有效讓腹部和全身肌肉更緊實，打造易瘦體質。

電車或電梯裡的微重訓

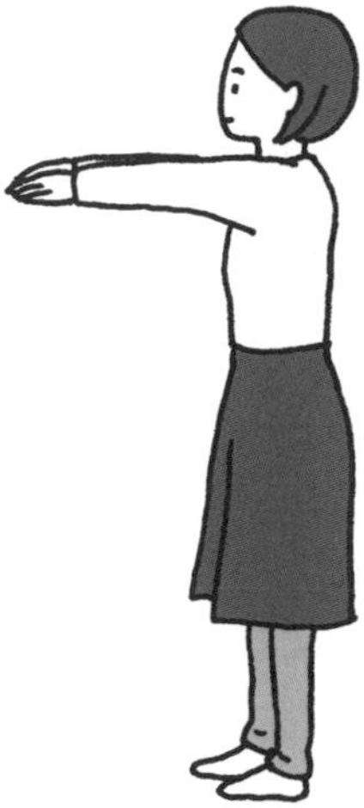

①雙臂平行向前伸直，背脊打直，一邊吸氣並保持挺胸，將臀部緩緩地往後下方移動，能蹲多低則多低。

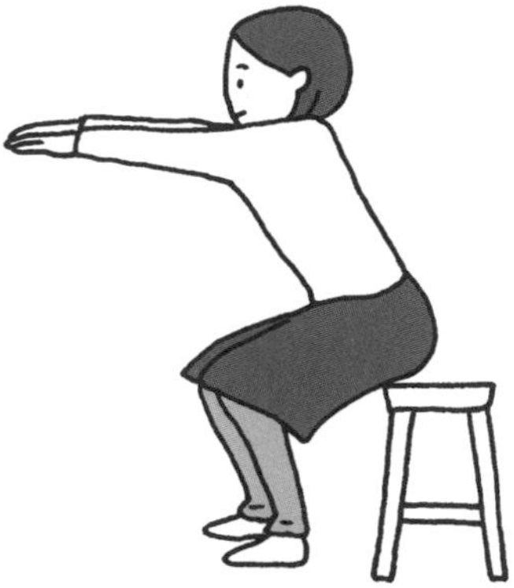

②注意雙膝不要超過腳尖（想像是把臀部往後放）。如做不來，雙手可抓住桌椅作為輔助。若不放心亦可在臀部下方擺放一張矮凳，臀部輕碰到再站起身。一邊吐氣，慢慢地打直膝蓋，恢復站姿。

不勉強硬蹲，循序漸進地增加次數

剛開始時不妨先以每日10下為目標。原則上深蹲時要配合呼吸一起執行，屈膝時吸氣，伸直時吐氣。但如果因為注意力都放在呼吸，而忽略掉正確的姿勢反而是適得其反。因此剛起步時可以不需要太在意配合呼吸。想在早上執行的人，不妨可以利用刷牙或看電視的時間做一組深蹲。

熟悉之後可開始增加次數至早午晚各10下，一天深蹲30下最為理想。若中午抽不出時間，亦可以拆成早晚各15下。

如果能每天堅持下去，或者已經可以輕鬆做30下，就可以增加次數。

●「紅鶴體操」健身法緊實身體曲線

●單腳站立，一秒變身「紅鶴」體操

●看似簡單的踮腳尖體操，超乎想像的辛苦

●抬腿運動的重點在於要挺直背脊

可在零碎時間鍛鍊下半身的運動

在本節將介紹幾項無氧運動中，可以「利用空檔時間」進行，簡單卻效果顯著的下半身運動。

因為不受時間和地點限制，盡可能利用做家事或工作的空檔時間，做到感覺「好像有點累」便十分有效果。

接下來要介紹的每項運動皆可在短時間內完成，熟悉之後可以調整增加每天、每次進行的次數。只要堅持下去，溫暖體質指日可待。

紅鶴體操

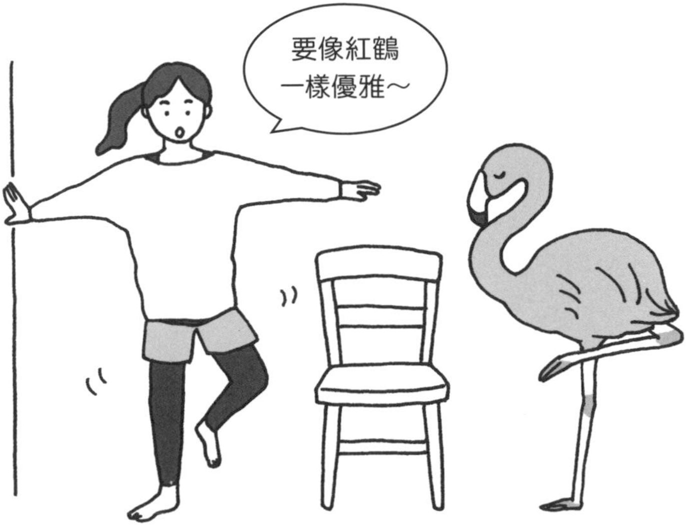

模仿紅鶴維持單腳站立1分鐘，左右腳交替進行。若站不穩可手扶牆壁或椅背作為輔助。

低門檻，任何人都能輕鬆上手

「紅鶴體操」非常簡單，只要雙腳輪流單腳站立1分鐘。紅鶴體操給予髖骨的負荷，就相當於健走50分鐘的運動量。鍛鍊肌肉的同時亦能強健骨骼。

「踮腳尖體操（抬腳跟運動）」的做法，只需要反覆抬起、放下腳跟。鍛鍊小腿肌，有助於促進血液循環，改善體寒，幫助打造易瘦體質。重點是腳跟能抬多高則多高。

後面會介紹到的「站姿抬腿」同樣是既簡單又有效的運動法。

踮腳尖體操

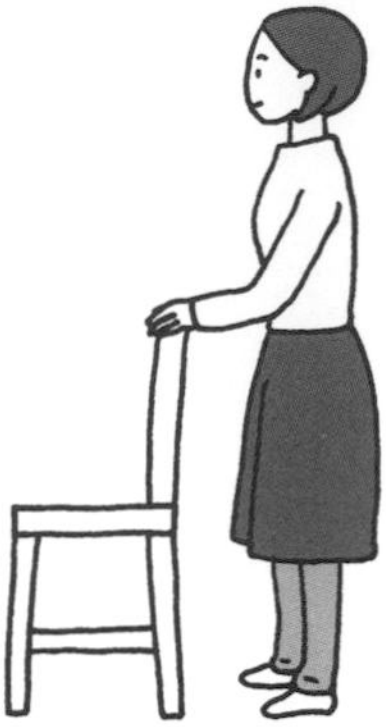

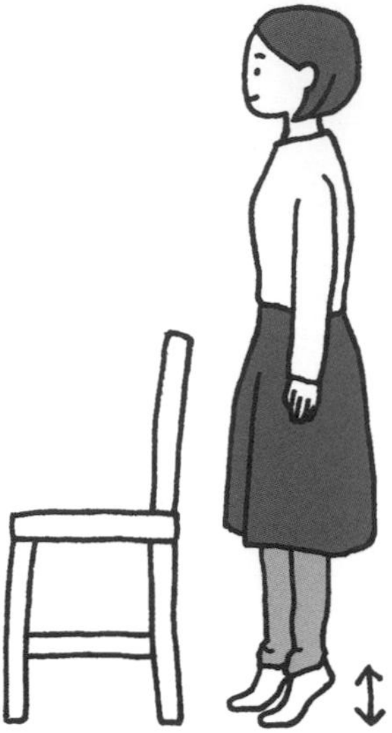

雙腳打開與肩同寬，身體站直。準備一張椅子，放在隨手可觸及的位置以預防跌倒。眼睛直視正前方，站在原地使勁抬起腳跟，再緩慢地放下。每 10 下為 1 組，反覆進行 5 至 10 組。

扭轉體操

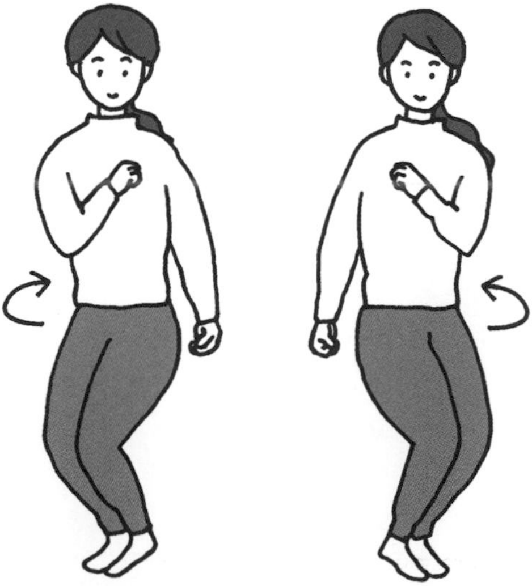

注意腹部用力，雙手和雙腳有節奏地往相反方向轉動（手朝右，腳便朝左）。左右來回為 1 次，反覆進行 30 次。

站姿抬腿運動

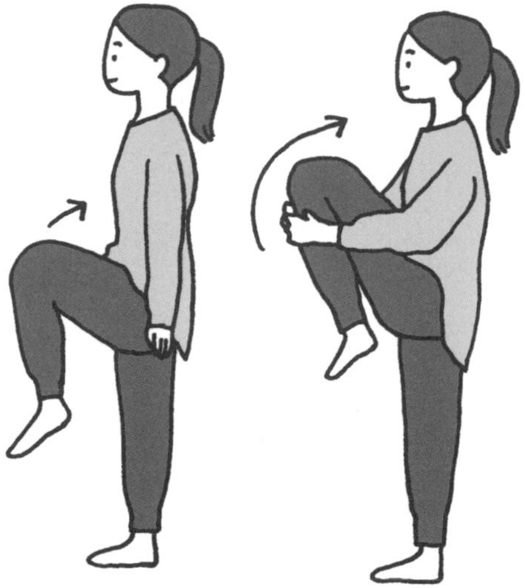

背脊打直，抬起單腳大腿，想像是要讓大腿碰到胸部。也可以輔助用手抱住腳。需注意身體站直，不要讓上半身前傾。雙腳輪流各10下為1組，反覆進行3至10組。

後踢腿運動

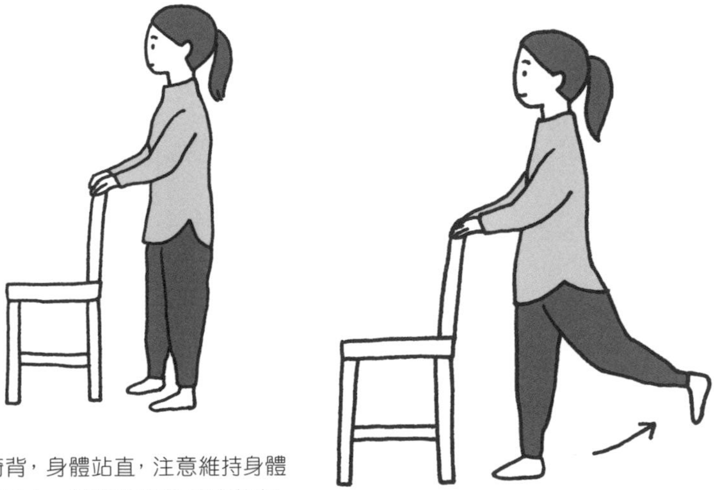

雙手扶著椅背，身體站直，注意維持身體直立，腹部用力，將單腳向後伸直抬起。雙腳各10下為1組，進行2組。

椅上瘦身運動

- 有意識的上身扭轉腹式呼吸
- 採坐姿抬腿運動法強化肌力
- 透過靜止動作鍛鍊深層肌肉

無法站著運動，那就坐著做

無需站立或躺下，坐在椅子上也可以進行運動。首先，你需要一個「正確的坐姿」。先將椅子坐滿，使骨盆擺正，然後背脊打直。想要維持一個漂亮的坐姿，需要使用到很多不同部位的肌肉。正確的坐姿能協助下垂的器回到正確位置，促進血流和淋巴液流動，進而提升基礎代謝。

坐好之後，就來看看以下這些能在椅子上進行的動作吧。

例如像是「上身扭轉腹式呼吸」，有助於鍛鍊腰腹肌肉，使腹部更緊實。「坐姿抬腿運動」則是能邊看電視邊進行的超簡單動作，能讓身

上身扭轉腹式呼吸

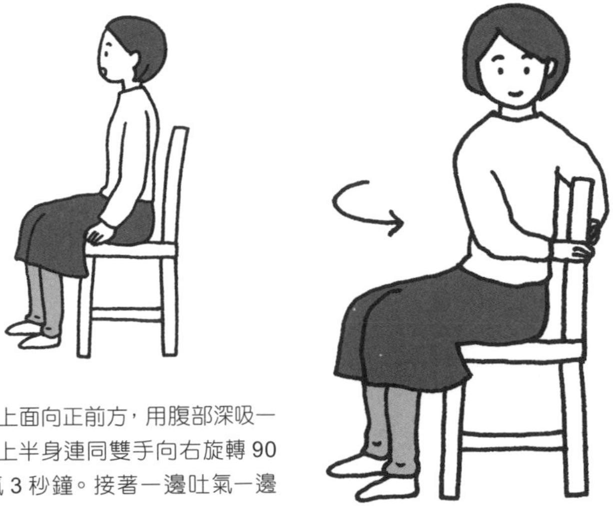

坐在椅子上面向正前方，用腹部深吸一口氣，將上半身連同雙手向右旋轉 90 度後憋氣 3 秒鐘。接著一邊吐氣一邊回到正面。左右輪流反覆進行 3 次。

體熱起來，甚至還會開始流汗。

不用動，只需用力的靜態重訓

重量訓練是一種通過施加負重來增加肌肉的運動方式，但有一種方式是不需要動用全身，只需施力靜止不動便能達到鍛鍊的效果。這種方式被稱為「靜態重訓」，不會對肌肉和關節造成太大的負擔，因此可以輕鬆地堅持下去。

靜止不動的時間為7秒鐘。難以鍛鍊的深層肌肉也能獲得有效的鍛鍊。接下來，將介紹三種坐在椅子上便能輕鬆執行的靜態運動。

坐姿抬腿

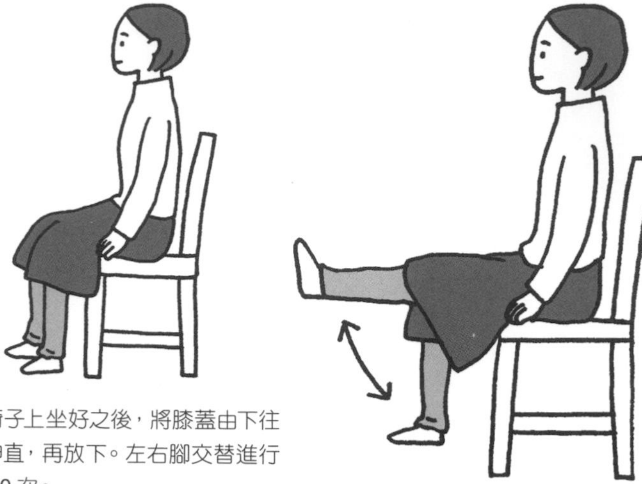

在椅子上坐好之後，將膝蓋由下往前伸直，再放下。左右腳交替進行各 30 次。

坐姿抬腿加強版

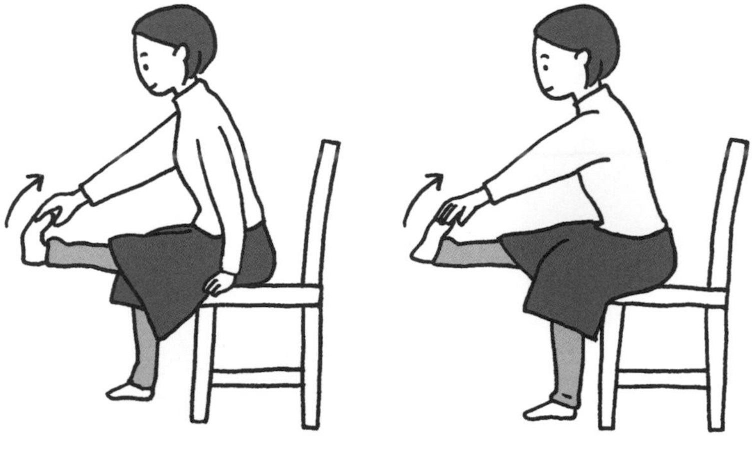

膝蓋伸直並將腳掌勾起，盡可能讓腳尖朝向自己。若想繼續加強效果，可於抬起右腳時，以左手觸碰腳尖，換邊做法相同。左右腳交替進行各 10 次。

坐姿靜止運動

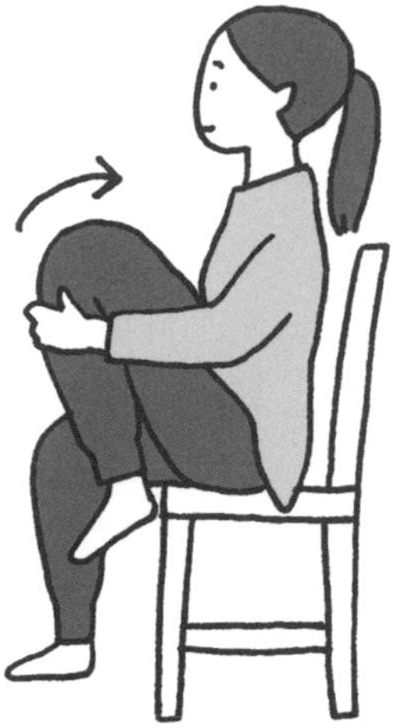

① 坐在椅子上背脊打直，舉起單腳，以雙手抱住膝蓋至胸前，維持 7 秒，左右腳交替進行各 4 次。

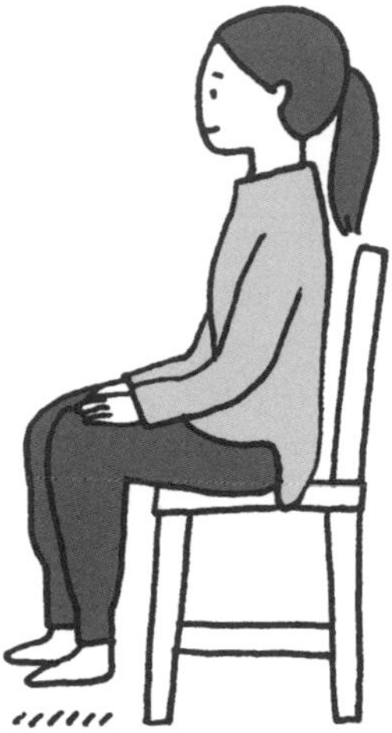

② 坐在椅子上背脊打直，雙腳併攏緊貼，讓腳離地懸空數公分，維持 7 秒靜止不動，進行 4 次。

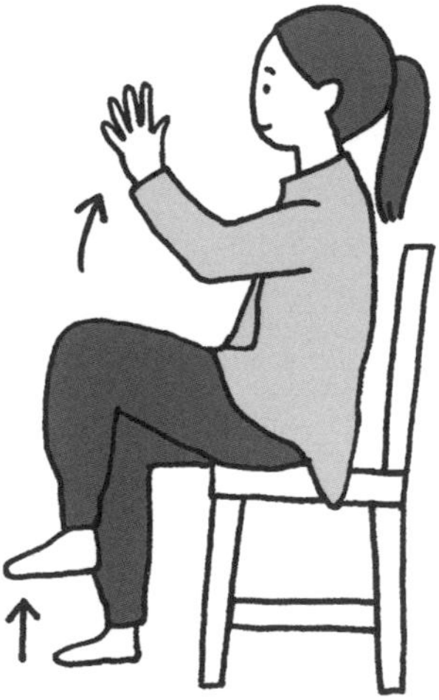

③ 坐在椅子上背脊打直，同時舉起右手與右腳，維持 7 秒靜止不動。手舉起至與臉同高，腳離地約 20 公分。左右交替進行各 4 次。

邊看電視廣告邊做運動！

- 比伏地挺身更輕鬆的「棒式」運動
- 促進血液循環的抖抖體操
- 可有效排毒的4字伸展操

重要的是堅持不懈

可以利用看電視的時間進行重訓。不妨乾脆把「廣告時間」當作是「運動時間」。

做運動最重要的原則即是堅持不懈。長期維持運動習慣可有效提升新陳代謝，增強肌力並緩解身體虛冷。

棒式運動

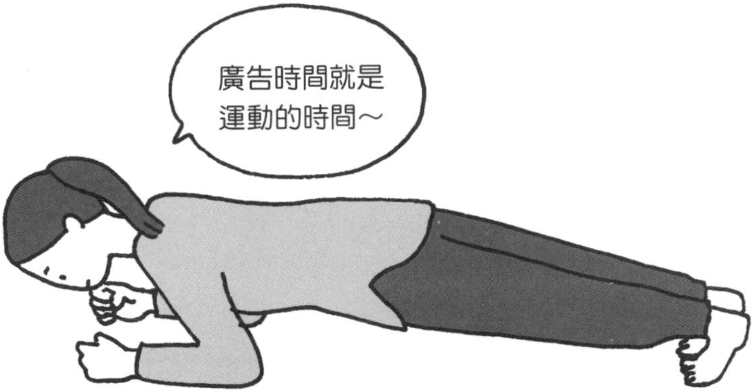

俯臥並以手肘與腳趾支撐身體。從頭到腳需維持水平一條線，7 秒為一組，反覆進行 5 組。需注意繃緊核心，腰不可抬高或下垂，以免效果不彰。

利用空檔時間簡單地板運動

在上一節中介紹到了維持7秒靜止不動的「靜態重訓」，其中還有一項就是「不伏地」的伏地挺身。做起來比真正的伏地挺身更簡單，任何人都可以輕鬆上手，並且有效鍛鍊到深層肌肉。姿勢與「棒式運動」相同。

還可以從棒式的姿勢延伸出其他運動方式。例如，舉起單側的手向前伸直，手肘要打直，另一側的腳往後伸直，膝蓋不彎曲。伸直的手腳盡可能與地面保持平行。

「四腳朝天抖抖體操」，也就是伸展運動，可有效舒展肌肉並增進血液循環。

「4字伸展操」，坐在地上伸直雙腳，扭轉上半身以達到伸展效果。同時兼具排毒效果，可以淨化體內流動的血液。

足部「八字」體操

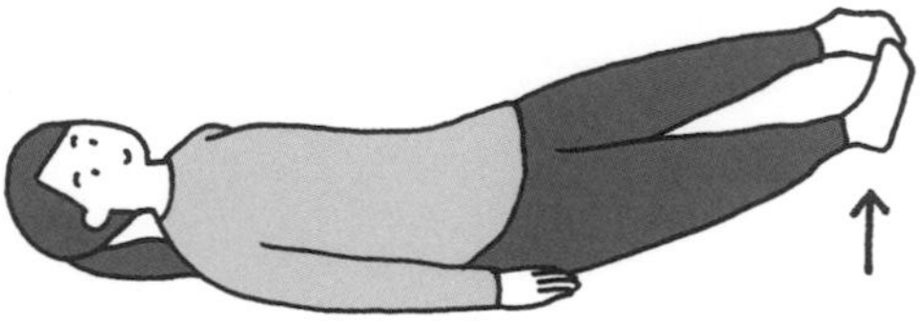

① 平躺在地，雙手放在身體兩側。雙腳離地懸空約30公分後，打開雙腳與肩同寬，維持這個高度將腳跟往外翻，使腳掌呈現「外八」字。

② 接著換腳尖朝外展開，此時腳掌呈「內八」字。反覆進行腳掌的開合1至2分鐘。

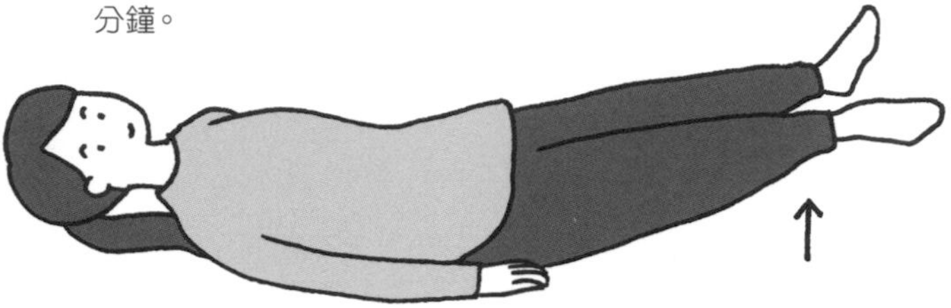

四腳朝天抖抖體操

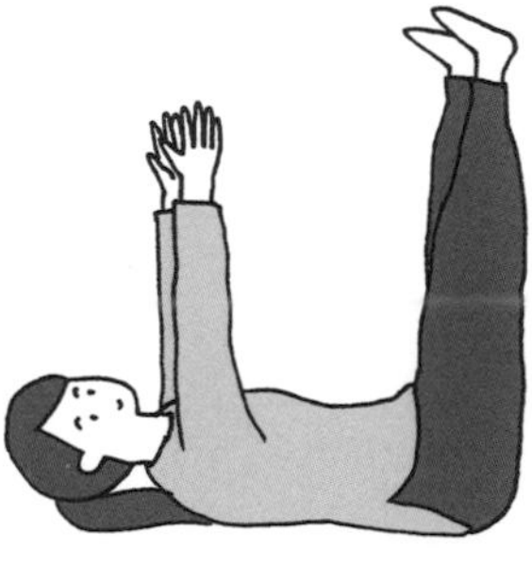

① 平躺在地，舉起雙手雙腳與地面垂直。

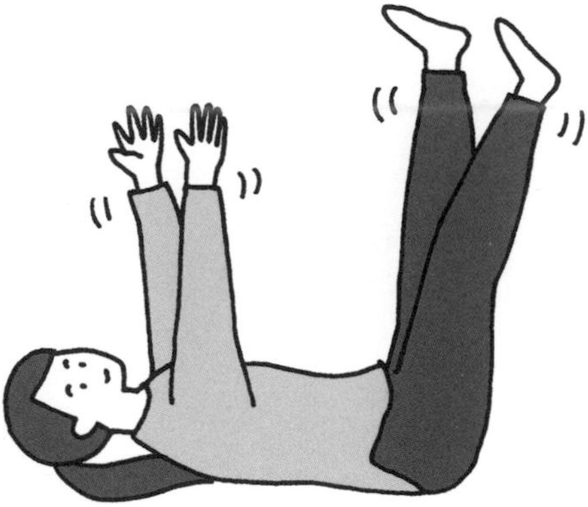

② 維持這個姿勢，開始甩手抖腳，持續1分鐘。

4字伸展

① 坐在地上伸直雙腳，雙手支撐在身後地上，保持背部挺直，左腳彎起跨過右腳。

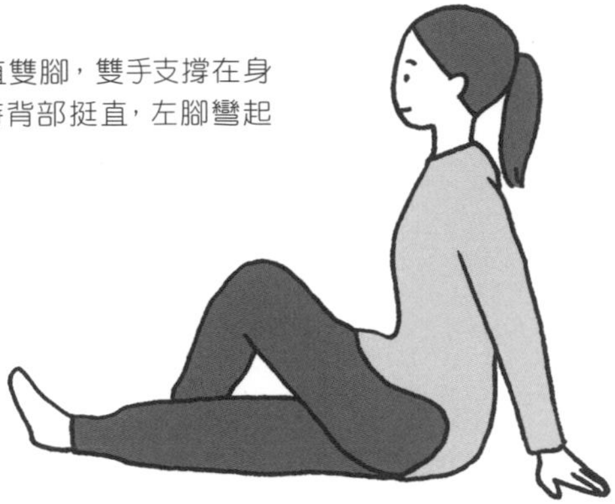

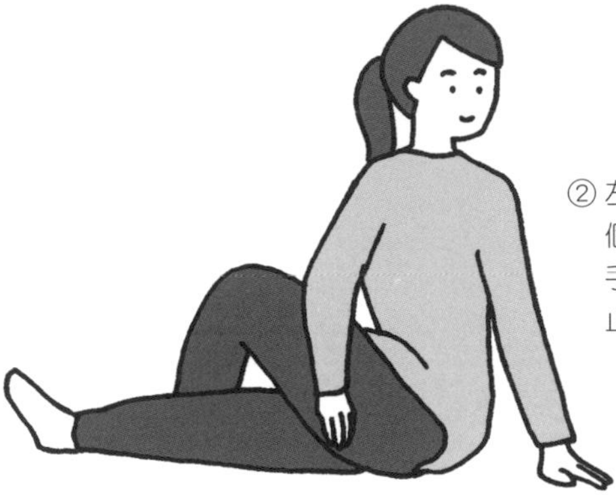

② 左腳跟貼著右腳膝蓋，然後整個上半身扭轉向左邊。注意左手不要彎曲，維持 10 秒鐘靜止不動。

③ 左右腳交換位置，上半身扭轉向右邊，同樣維持 10 秒鐘。反覆進行 5 至 10 組。

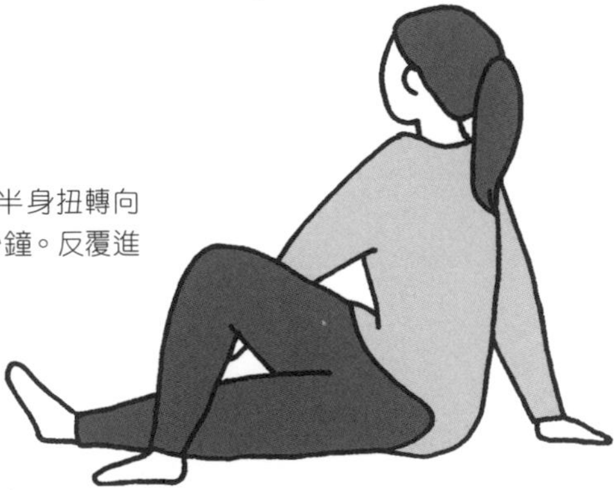

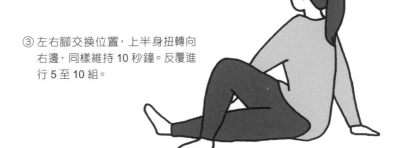

利用上半身的重量雕塑體態

- 簡單卻有用的屁股走路
- 刺激腸道，打造易瘦體質
- 同時兼具瘦腰效果

利用自身重量徒手訓練

「屁股走路」是不需要使用器具，在家也能簡單做的運動之一。

需要準備一小塊場地，方便執行時能前後移動。只要每天堅持3分鐘，就能有效鍛鍊深層肌肉，增進新陳代謝，進而養成易瘦體質。

主要使用的是上半身的重量，並且會使用到骨盆附近的肌肉，故能有效鍛鍊腹肌、緊實腰線和提臀。可播放音樂，搭配節奏一起執行。

屁股走路

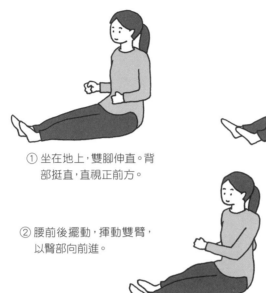

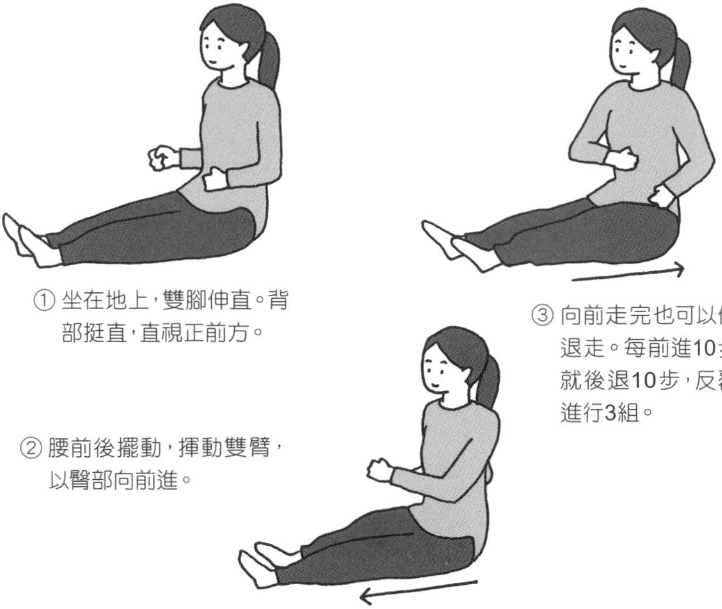

① 坐在地上，雙腳伸直。背部挺直，直視正前方。

② 腰前後擺動，揮動雙臂，以臀部向前進。

③ 向前走完也可以倒退走。每前進10步就後退10步，反覆進行3組。

鍛鍊深層肌肉的各種好處

鍛鍊深層肌肉，言下之意就是在鍛鍊「核心肌群」，透過使用腹部深層的肌肉，能有助促進血液循環，改善虛冷問題。

除此之外，還能健全腸道，讓腸道發揮正常功能，微凸小腹或是便秘問題均能迎刃而解，可以說是有百利而無一害。

待熟悉之後，可以開始調整強度，增加組數、次數。只不過光是改變手臂位置，就可增加前進後退的難度。可以嘗試看看停止揮動雙臂，改為固定在腰側，或是使雙臂向前伸直與地面平行，執行難度會比較高。

床上也能「瘦小腹」的伸展運動

● 起床伸展，喚醒身體一天的活力
● 睡前伸展，放鬆身心舒緩心靈
● 讓內臟更有活力，有助排氣的貓式伸展操

建議早晚各做一次伸展操

伸展運動可有效舒展肌肉與身體關節，進而促進血液循環，溫暖身體，亦有益於增加脂肪燃燒，提升瘦身效果。養成伸展的習慣，還可以協助器官回到正確的位置，活化器官功能。

相信很多人都知道，睡前伸展有益身體健康，但盡可能早上也別錯過。動一動身體喚醒身體的肌肉，能給你活力滿滿的一天。晚上睡姿不良，身體或器官受到壓迫，可能造成血液和淋巴液循環受阻。早上起床後伸展活動身體，便能幫助促進血液循環，溫暖身體。

伸展運動同時也有助於舒展僵硬的身體，免於活動四肢時帶來的疼痛。

全身伸展

平躺在地，雙手舉高，擺出像是高喊「萬歲」時的姿勢。用力拉伸全身後，放鬆力道，反覆進行數次。

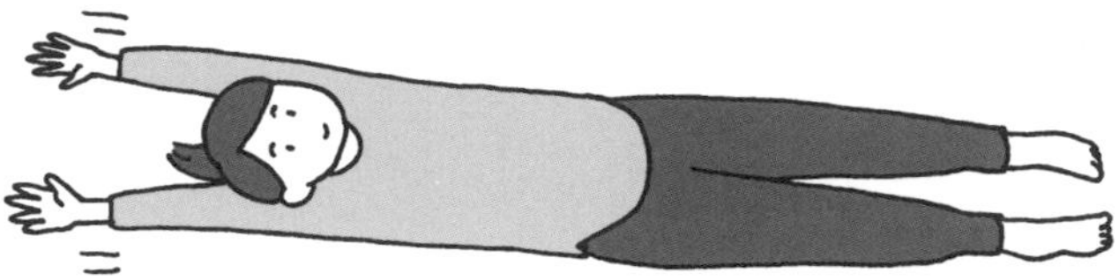

單手單腳平衡伸展

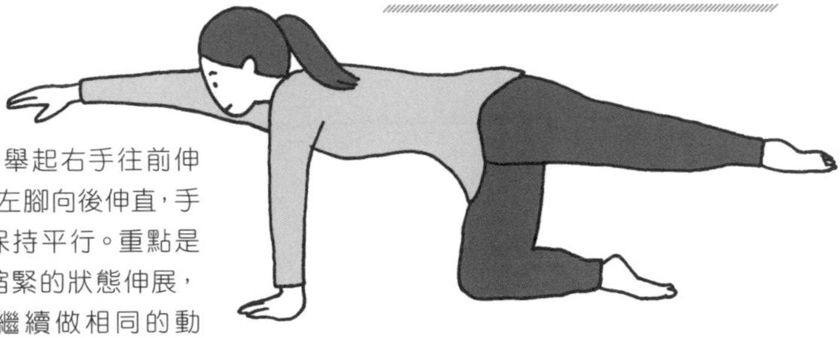

四肢著地，舉起右手往前伸直，再抬起左腳向後伸直，手腳與地面保持平行。重點是維持腹部縮緊的狀態伸展，手腳換邊繼續做相同的動作。

睡前起床都在床上做

話雖如此，但盡可能還是避免在忙碌的早晨和睡前進行費時又劇烈的運動。

接下來，介紹幾種可以直接在床上執行的伸展運動，起床時伸展不僅可以刺激交感神經，睡前伸展還可以放鬆身心，建議早晚各做伸展一次，當作是每天給自己的功課。洗完澡後也適合進行伸展運動。

髖關節伸展

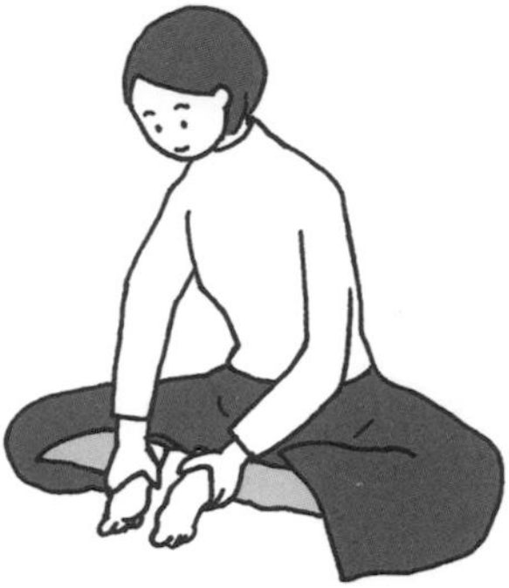

① 坐在地上，雙腳合掌，雙手握住雙腳。

② 維持此姿勢，上半身盡可能往前倒傾。注意膝蓋要貼著地面。反覆進行 4 至 5 次。

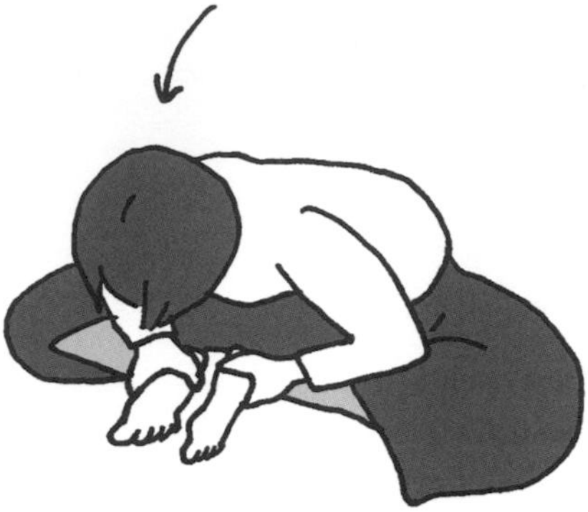

側腹伸展

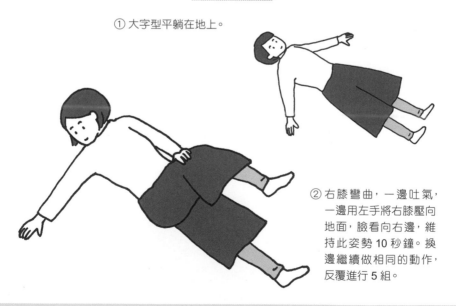

① 大字型平躺在地上。

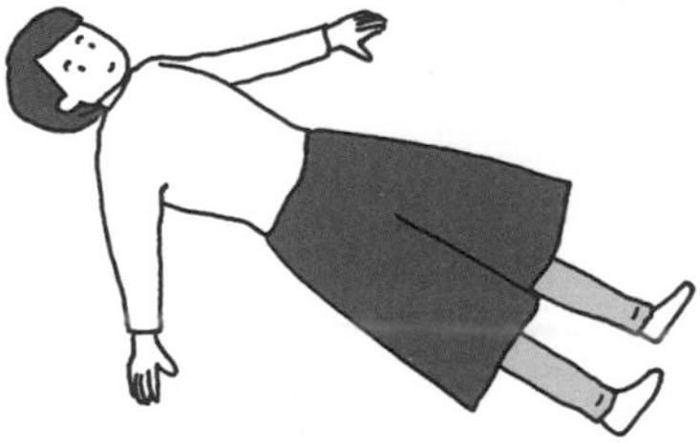

② 右膝彎曲，一邊吐氣，一邊用左手將右膝壓向地面，臉看向右邊，維持此姿勢 10 秒鐘。換邊繼續做相同的動作，反覆進行 5 組。

大腿前側伸展

① 跪坐於地，一邊吐氣，上半身慢慢地往後躺下。

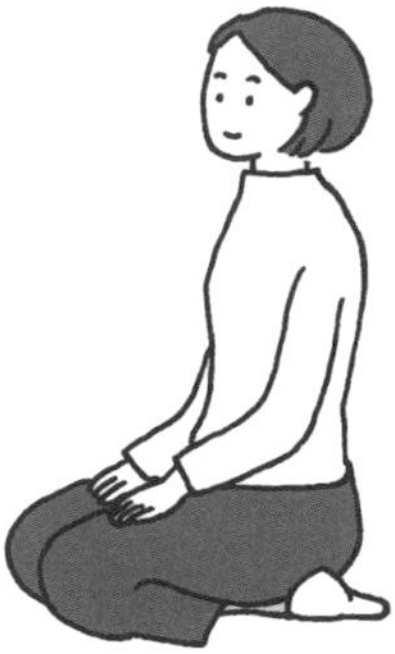

② 雙臂貼著耳朵，雙膝併攏貼緊。開始深呼吸，維持此姿勢30秒鐘。若是感到吃力的話，可以放一顆枕頭在背後，或是把其中一隻腳伸直再執行。

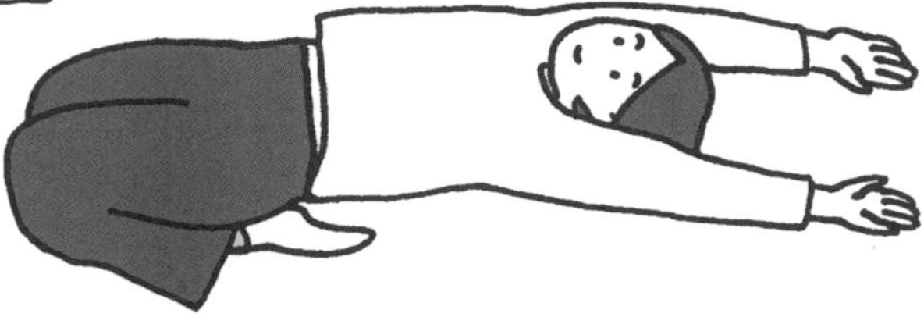

仰躺抱膝（排氣）式

① 平躺在地，以雙手抱著右膝，一邊吐氣，維持此姿勢10秒鐘。換邊繼續做相同的動作，反覆進行5組。

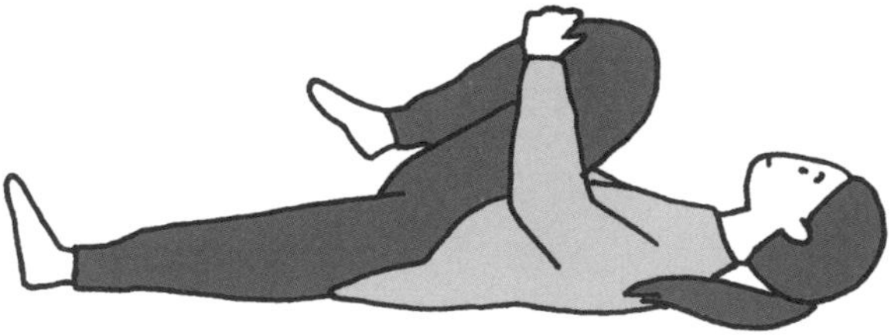

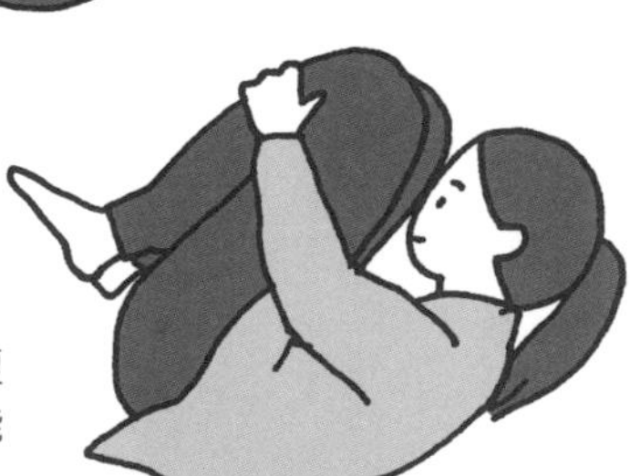

② 雙手抱膝，一邊吐氣，雙膝抱至胸前，並拱起上半身，想像是將大腿碰到腹部。此姿勢難度比①大，可依個人能力來做。

貓式伸展（拱背下凹）

① 採跪姿，四肢著地。

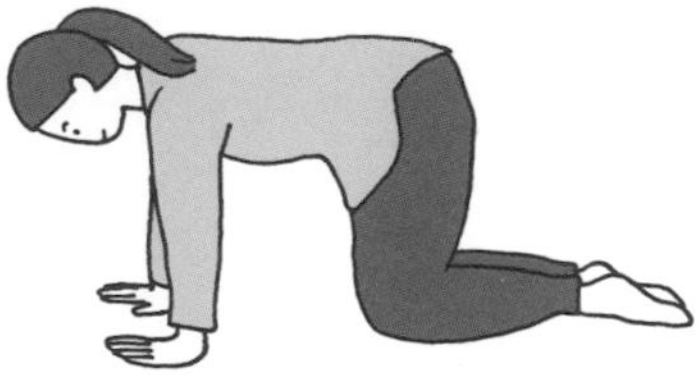

② 手腳擺在原處，緩緩吐氣，拱起背部，想像貓咪伸懶腰的姿勢。低頭，眼睛看向肚臍，維持10秒鐘。

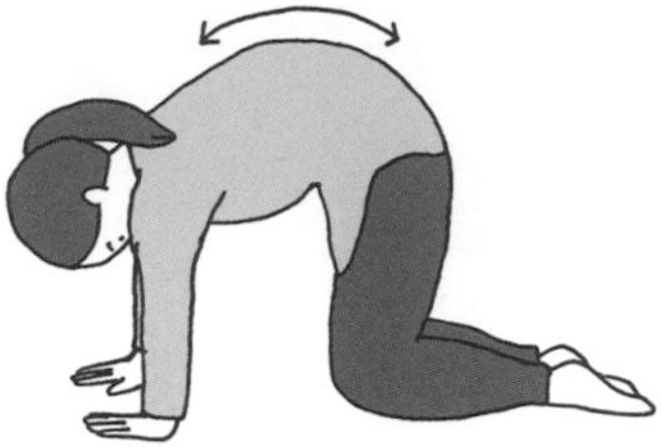

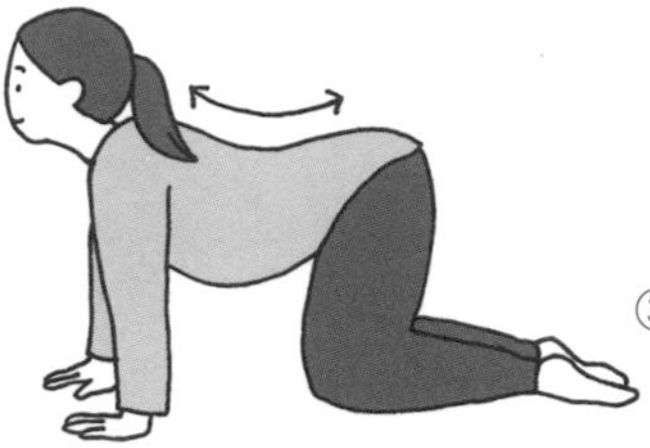

③ 一邊吸氣，慢慢地將背部下凹，朝天花板方向抬起臀部。頭往上看，維持10秒鐘。反覆進行5至8次。

橋式伸展（躺姿撐腰）

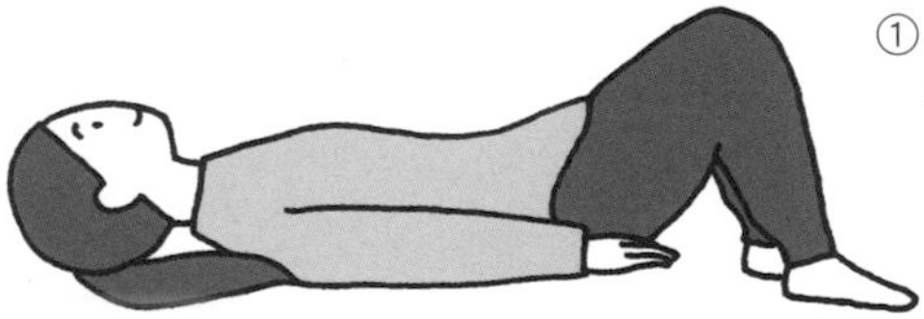

① 平躺在地，雙臂擺放於身體兩側。兩膝彎曲，雙腳打開與腰同寬，腳跟盡量靠近臀部。

② 維持此姿勢，緩緩吸氣，臀部往上抬高，想像肚臍朝天花板方向抬起，維持10秒鐘。反覆進行5至8次。

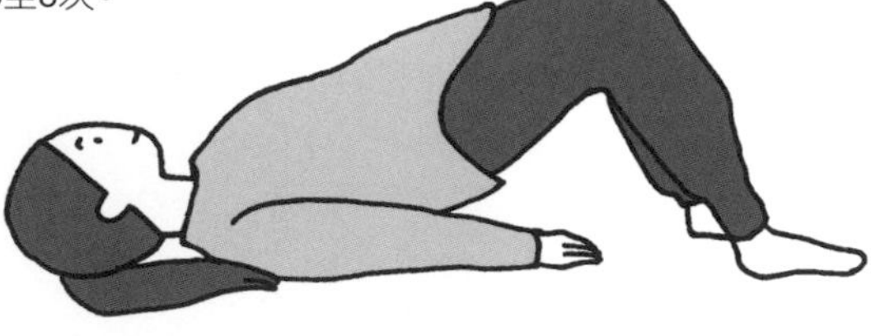

新月式伸展（踏出單腳高舉雙手）

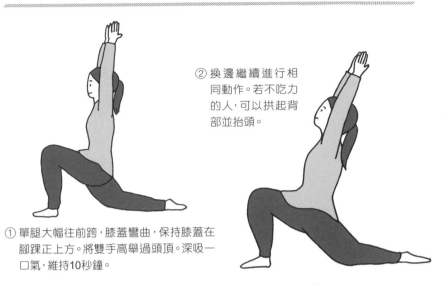

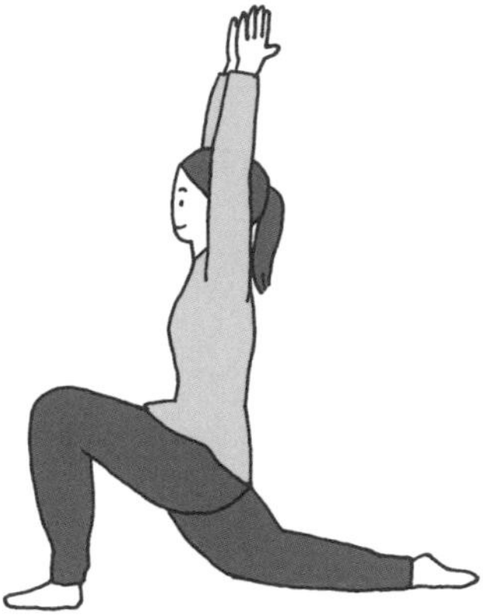

① 單腿大幅往前跨，膝蓋彎曲，保持膝蓋在腳踝正上方。將雙手高舉過頭頂。深吸一口氣，維持10秒鐘。

② 換邊繼續進行相同動作。若不吃力的人，可以拱起背部並抬頭。

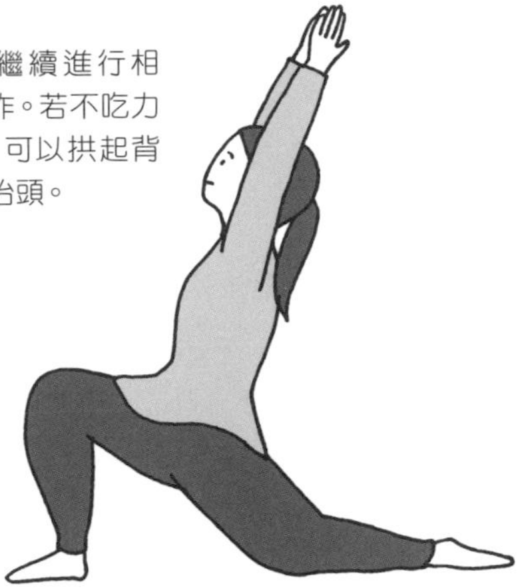

眼鏡蛇式伸展（揚起上半身）

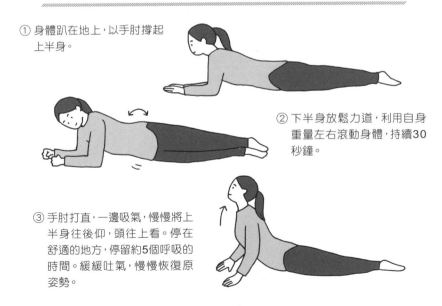

① 身體趴在地上，以手肘撐起上半身。

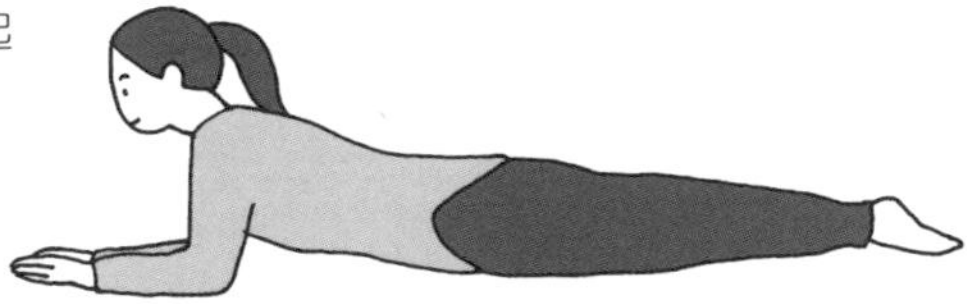

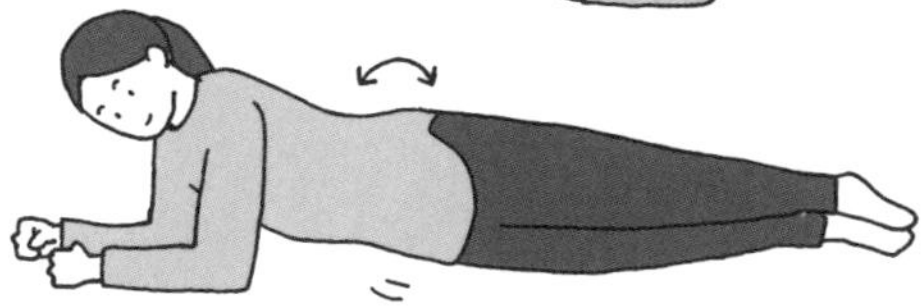

② 下半身放鬆力道，利用自身重量左右滾動身體，持續30秒鐘。

③ 手肘打直，一邊吸氣，慢慢將上半身往後仰，頭往上看。停在舒適的地方，停留約5個呼吸的時間。緩緩吐氣，慢慢恢復原姿勢。

column

你應該知道的中藥專欄 ❸

——脹氣、肚子咕嚕咕嚕叫該怎麼辦——

桂枝加芍藥湯

主治胃腸虛弱、腹瀉和便秘的古老中藥材。亦用於治療腸躁症引起之腹瀉和便秘，可緩和腸道蠕動異常，異常緊張，以及腹脹氣，頻繁出現便意感，卻又排不出糞便等症狀。

半夏瀉心湯

廣泛用於治療腸胃不適。

主治肚子咕嚕咕嚕叫、腹瀉、食欲不振、胸悶。據說對神經性胃炎、精神疾病等與壓力有關的病症尤為有效。

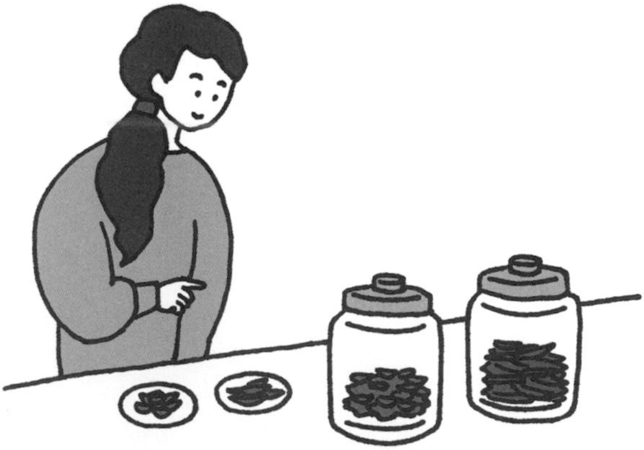

附錄 溫熱性食物食譜

以下將介紹可使身體溫暖的溫熱性食物食譜。所有食譜都很容易製作，可按照個人喜好調整、改變份量和食材。

蒸生薑野菜湯

材料（1人份）

○蒸生薑粉（參照 57 頁） 1/2 茶匙 ○大白菜 半片
○洋蔥 1/4 顆 ○胡蘿蔔 1/8 根 ○鴻禧菇 1/4 包
○高湯 250 毫升 ○鹽 1/2 茶匙 ○胡椒 少許
○芹菜末 少許

❶ 大白菜、洋蔥、胡蘿蔔切薄片，鴻禧菇撥開備用
❷ 除了芹菜，將所有食材放入鍋中，開火燉煮
❸ 煮熟透後關火起鍋，撒上芹菜末

☆適合食慾不振時食用的一款湯品，具有暖身效果。食材使用大量蔬菜，能滿足到膳食纖維攝取，亦有助於緩解便秘。

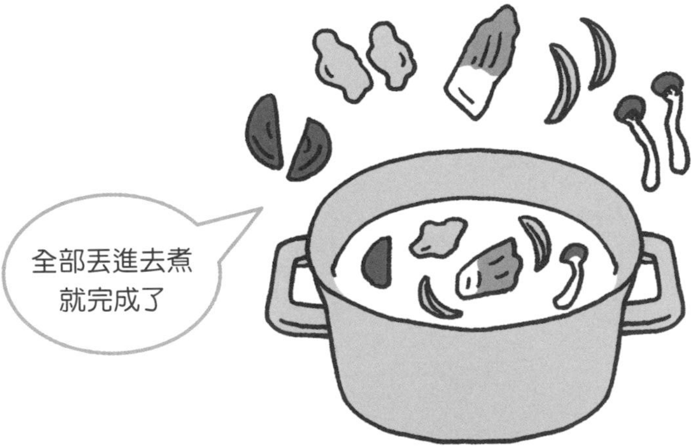

蒸生薑炒飯

材料（1人份）

○吻仔魚 50 公克　○小松菜 1/2 把　○大蔥 1/8 根
○麻油 少許　○白飯 1 碗
○蒸生薑粉（參照 57 頁）1/2 茶匙
○醬油 1/2 大匙　○料理酒 1/2 大匙

❶ 吻仔魚、小松菜和大蔥切丁，以麻油拌炒
❷ 加入蒸生薑粉、白飯繼續拌炒，以醬油和料理酒調味

☆元氣滿滿的低卡炒飯。蒸生薑和麻油的香氣也有助於解宿醉喔

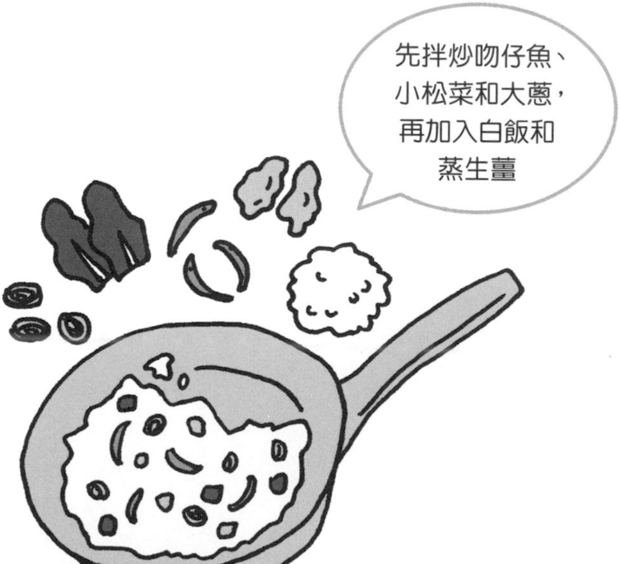
先拌炒吻仔魚、小松菜和大蔥，再加入白飯和蒸生薑

簡單！保溫瓶版小紅豆減肥餐

材料 ○300 毫升的保溫瓶約使用 2 大匙的紅豆。份量可依保溫瓶尺寸調整。

❶ 將紅豆加入保溫瓶中，泡水一晚
❷ 將 ❶ 濾掉水分，以清水洗淨後，將水分瀝乾，重新裝回保溫瓶
❸ 注入熱水，等待 3 分鐘後，將水倒掉，重新注入熱水
❹ 蓋上瓶蓋放置 8 小時即完成（若口感不夠軟，可移至鍋中以小火持續加熱至滿意的軟易度）

☆有助於增長肌肉，又能緩解便秘的紅豆是優秀的食材。懶得自己煮小紅豆的人（參照 65 頁），就改用保溫瓶版本製作吧

鹽味版小紅豆減肥餐

材料 ○ 煮好的紅豆 150 公克 ○ 鹽 1/4 茶匙

作法：
在煮好的紅豆裡撒上鹽，以小火加熱，攪拌均勻至滿意的軟硬度即可關火。還可以應用在咖哩飯等其他料理上

甜味版小紅豆減肥餐

材料 ○ 煮好的紅豆 150 公克 ○ 蔗糖 125 ～ 150 公克 ○ 鹽 一小撮

作法：
分2至3次加入蔗糖，以小火加熱至滿意的軟硬度和甜度，最後撒上一小撮鹽並攪拌均勻即可關火。蓋上鍋蓋靜置1小時，味道更融合，直接當作一道甜品享用

鹽味小紅豆低脂漢堡排

材料（1 人份）

○ 木棉豆腐 1/4 塊　○ 白蔥 5 公分
○ 鹽味小紅豆 1/4 杯　○ 牛豬絞肉 80 公克
○ 太白粉 1 大匙　○ 鹽 少許　○ 油 少許
○ 白蘿蔔泥、花椰菜苗、豆苗等 適量
○ 柚子醋 適量

❶ 木棉豆腐瀝掉多餘水分，白蔥切蔥花備用

❷ 將紅豆、絞肉、豆腐、蔥、太白粉、鹽放入鋼盆中攪拌均勻，捏成肉排備用

❸ 取一平底鍋以中強火熱油，再放入 ❷ 的肉排，煎至上色翻面，繼續以中火煎3至4分鐘

❹ 放上白蘿蔔泥等佐料，淋上柚子醋

☆使用木棉豆腐的和風漢堡排，清爽又解膩

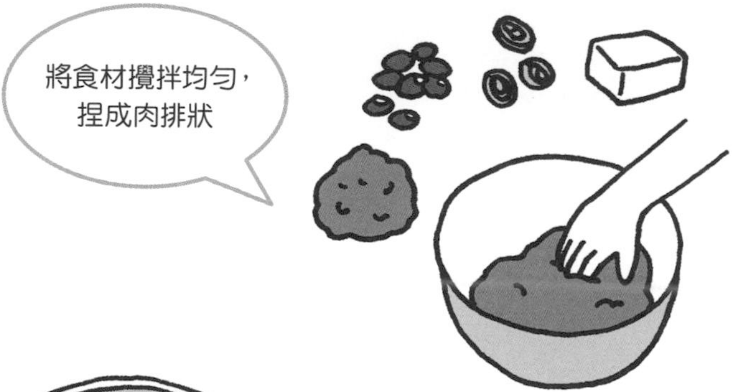
將食材攪拌均勻，
捏成肉排狀

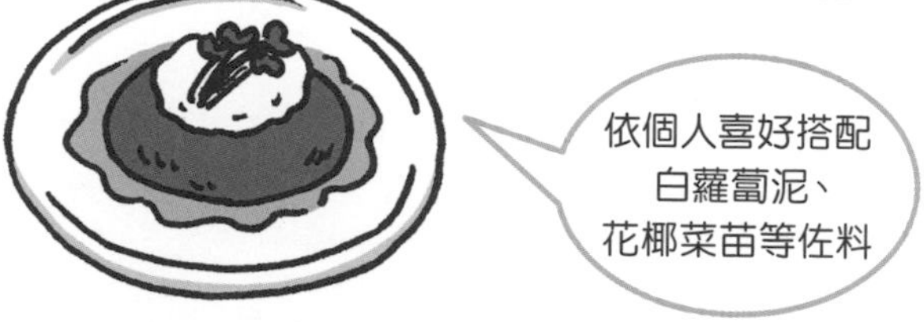
依個人喜好搭配
白蘿蔔泥、
花椰菜苗等佐料

秋葵酪梨優格味噌湯

材料（1 人份）

○秋葵 3 根　○酪梨 1/4 顆　○冰高湯 1/2 杯
○味噌 1 茶匙　○無糖優格 1 大匙　○粗粒黑胡椒 少許

❶ 秋葵去蒂切薄片，酪梨去皮去籽切塊備用
❷ 取一個碗倒入高湯、味噌，並把味噌拌開，加入優格和 ❶ 一起拌開
❸ 將 ❷ 盛盤，撒上黑胡椒

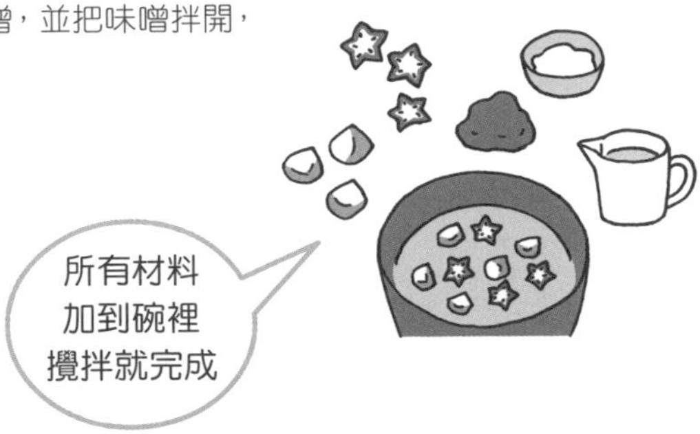

☆結合富含益生菌的優格和豐富膳食纖維的秋葵、酪梨所製成的冷味噌湯

竹筍韭菜泡菜味噌湯

材料（1 人份）

○汆燙香菇 50 公克　○韭菜 20 公克　○韓式泡菜 30 公克
○高湯 1 杯　○味噌 1 茶匙　○麻油 1/2 茶匙

❶ 香菇頭一開四，香菇跟切片，韭菜、泡菜切 3 至 4 公分長段備用
❷ 高湯注入鍋中，以中火煮開後放入 ❶
❸ 加入味噌使其融化，煮開後淋上麻油即可關火

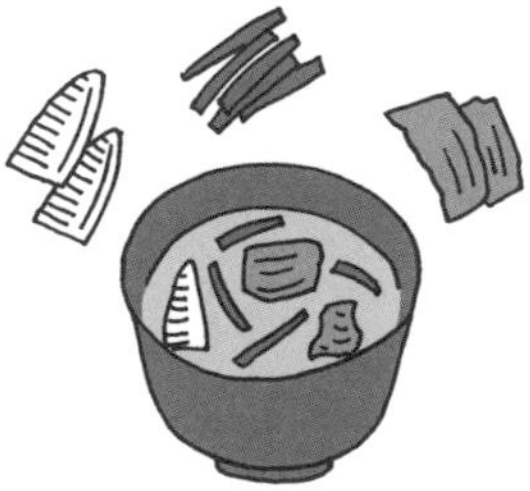

☆滿滿的膳食纖維再加上發酵食材泡菜與味噌，讓腸胃煥然一新，也適合便秘時來一碗

香煎鱈魚佐豆渣牛奶醬汁

材料（1人份）

○鱈魚 1 片　○鹽、胡椒 少許　○麵粉 適量
○洋蔥 1/8 顆　○杏鮑菇 1 小根
○沙拉油 1 茶匙　○奶油 5 公克　○小番茄 2 顆

A 醬料：甘酒 1 大匙、高湯粉 1/2 茶匙、牛奶 100 毫升、鹽、胡椒少許
○生豆渣 30 公克　○太白粉水 1 茶匙　○巴西里 適量

❶ 鱈魚撒上鹽與胡椒，並抹上麵粉備用
❷ 洋蔥、杏鮑菇切丁備用
❸ 取一平底鍋以中火熱油，將❶兩面煎熟後盛入碗中
❹ 使用同一平底鍋加入奶油，放入❷以中火拌炒。洋蔥炒軟後加入小番茄、A醬料和生豆渣，並撥散生豆渣
❺ 使用鍋鏟攪拌，以中火加熱煮至沸騰後倒入太白粉水勾芡
❻ 將❺倒入碗中，撒上巴西里

☆有助於改善腸道環境的甘酒料理，豐富蛋白質和膳食纖維，不僅讓腸道乾乾淨淨，亦有助於強健腸道粘膜

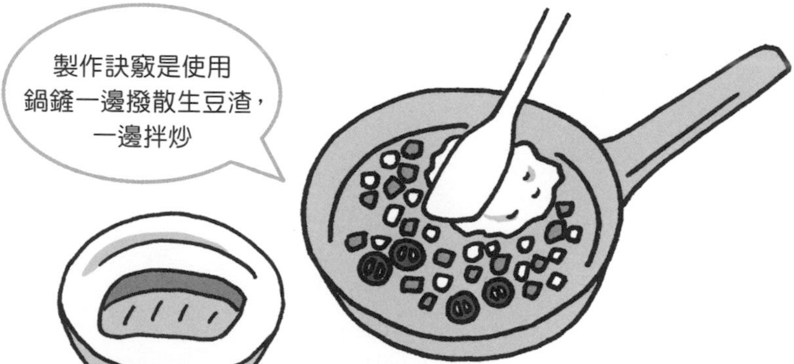
製作訣竅是使用
鍋鏟一邊撥散生豆渣，
一邊拌炒

結語

透過重新檢視日常飲食、生活習慣、運動來瘦身的溫養腸道生活，其實就是一種恢復健康原本樣貌的生活方式，這是我自己的切身經歷，實際效果如何，是因人而異。不論如何，重要的是不要著急，每天堅持下去，並養成習慣。

在今日，要知道顧好自身健康就是對社會的貢獻，請務必仔細聆聽來自身體的聲音。希望本書能為所有讀者的健康飲食有所幫助與貢獻，並有助打造易瘦體質。

國家圖書館出版品預行編目（CIP）資料

整腸瘦身法：溫養腸道輕鬆瘦！／石原新菜作；徐詩涵譯. -- 初版. -- 臺北市：墨刻出版股份有限公司出版：英屬蓋曼群島商家庭傳媒股份有限公司城邦分公司發行, 2022.07

面； 公分

譯自：バウエルダイエット 腸を整えて、ラクに痩せる！

ISBN 978-986-289-734-8(平裝)

1.CST: 胃腸疾病 2.CST: 健康飲食 3.CST: 健康法

415.5 111008383

墨刻出版

整腸瘦身法

溫養腸道輕鬆瘦！

作　　者　石原新菜
譯　　者　徐詩涵
編輯總監　饒素芬
責任編輯　林彥甫
圖書設計　袁宜如

發 行 人　何飛鵬
事業群總經理　李淑霞
出版公司　墨刻出版股份有限公司
地　　址　台北市民生東路 2 段 141 號 9 樓
電　　話　886-2-25007008
傳　　真　886-2-25007796
EMAIL　service@sportsplanetmag.com
網　　址　www.sportsplanetmag.com

發　　行　英屬蓋曼群島商家庭傳媒股份有限公司城邦分公司
地址：104 台北市民生東路 2 段 141 號 2 樓
讀者服務電話：0800-020-299
讀者服務傳真：02-2517-0999
讀者服務信箱：csc@cite.com.tw
劃撥帳號：19833516
戶名：英屬蓋曼群島商家庭傳媒股份有限公司城邦分公司

香港發行　城邦（香港）出版集團有限公司
地址：香港灣仔駱克道 193 號東超商業中心 1 樓
電話：852-2508-6231
傳真：852-2578-9337
馬新發行　城邦（馬新）出版集團有限公司
地址：41, Jalan Radin Anum, Bandar Baru Sri Petaling, 57000 Kuala Lumpur, Malaysia
電話：603-90578822
傳真：603-90576622

經 銷 商　聯合發行股份有限公司（電話：886-2-29178022）、金世盟實業股份有限公司
製　　版　漾格科技股份有限公司
印　　刷　漾格科技股份有限公司
城邦書號　LSP018

ISBN　978-986-289-734-8（平裝）
EISBN　9789682897355（EPUB）
定價 380 元
2022 年 7 月初版